Gabriele Neuenfeld/Gabriele Förder

Kinesiologie für jeden Tag

Gabriele Neuenfeld
Gabriele Förder

Kinesiologie für jeden Tag

Stress abbauen, Schmerzen lindern, Blockaden lösen

Mit vielen praktischen Übungen

VAK

VAK Verlags GmbH
Kirchzarten bei Freiburg

Hinweis des Verlags

Dieses Buch dient der Information über Möglichkeiten der Gesundheitsvorsorge und Selbsthilfe. Wer sie anwendet, tut dies in eigener Verantwortung. Die Autorinnen und der Verlag beabsichtigen nicht, individuelle Diagnosen zu stellen oder Therapieempfehlungen zu geben. Die Informationen in diesem Buch sind nicht als Ersatz für professionelle therapeutische Hilfe bei gesundheitlichen oder psychischen Problemen zu verstehen.

Bibliografische Information der Deutschen Nationalbibliothek

Die Deutsche Nationalbibliothek verzeichnet diese Publikation in der Deutschen Nationalbibliografie; detaillierte bibliografische Daten sind im Internet unter http://dnb.d-nb.de abrufbar.

VAK Verlags GmbH
Eschbachstr. 5
79199 Kirchzarten
Deutschland
www.vakverlag.de

4. Auflage 2024

Fotos: Ingolf Hatz; Visagistin: Conny Oberschelp
Illustrationen: Heidemarie Vignati;
Augenbewegungen u. liegende Acht: Sabine Armbruster
Lektorat: Norbert Gehlen
Coverdesign: Kathrin Steigerwald, Hamburg
Coverabbildungen: Ingolf Hatz
Layout und Satz: Goar Engeländer (www.dametec.de)
Druck: Friedrich Pustet GmbH & Co. KG, Regensburg
Printed in Germany
ISBN: 978-3-86731-191-5

Inhalt

Vorwort zur Neuausgabe

Unser Lebens- und Arbeitstempo hat sich in den vergangenen Jahren immer mehr beschleunigt. Das führt zu steigenden Belastungen am Arbeitsplatz und im privaten Bereich. Es wird erwartet, dass wir möglichst immer und überall erreichbar sind. Wir verbringen viel Zeit mit Computern, Handys und vor Bildschirmen und muten dadurch nicht nur unseren Augen einiges zu. Wir möchten trotz alledem gesund bleiben und wissen oft nicht, was wir konkret und mit relativ geringem Zeitaufwand dafür tun können.

In dieser erweiterten und aktualisierten Neuausgabe unseres Buches erfahren Sie, wie Sie Ihre Gesundheit und die Ihrer Familie einfach und schnell schützen. Sie finden – neben vielen bewährten Anwendungen – zahlreiche neue praktische Tipps und Übungen, mit deren Hilfe Sie den wachsenden Anforderungen besser standhalten können.

Beispielsweise haben wir die Übungen zu den Themen Stressabbau, Augenaktivierung, Zusammenarbeit der Gehirnhälften, Schutzschild und leichteres Erreichen von Zielen neu an die aktuellen Bedürfnisse angepasst. Die Beschreibung des Muskeltests wurde erweitert, damit diejenigen unter Ihnen, die damit arbeiten möchten, häufige Fehlerquellen erkennen und auflösen können. So wird das Muskeltesten einfacher und zuverlässiger.

Die neue Reihenfolge der empfohlenen Übungen in unserem »Wegweiser« auf der vorderen Umschlaginnenseite soll Sie möglichst schnell zur Lösung Ihres Problems führen.

Gesundheit und Wohlbefinden kann man nicht kaufen. Aber mit den geeigneten Mitteln können Sie viel dafür tun. Nutzen Sie die Möglichkeiten, die Ihnen dieses Buch anbietet, und werden Sie jetzt aktiv!

Gabriele Neuenfeld
(Heilpraktikerin, Touch-for-Health-, Brain-Gym- und Neuropressur-Lehrerin)
Gabriele Förder
(freie Journalistin und Redakteurin)

Geleitwort von John Thie

Seit ich in den Siebzigerjahren die Selbsthilfemethode *Touch for Health* (TfH) entwickelt habe, ist die Grundidee, Berührungstechniken bekannt zu machen, die Gesundheit und Wohlbefinden stärken, auch in viele andere Bereiche der Kinesiologie übertragen worden.

Gabriele Neuenfeld habe ich als Seminarteilnehmerin bei einem Touch-for-Health-Kurs, den ich in dem renommierten *Institut für Angewandte Kinesiologie* in Kirchzarten gab, kennengelernt. In Zusammenarbeit mit der auf dem Gebiet der Kinesiologie versierten Medizinjournalistin Gabriele Förder hat sie ein Buch vorgelegt, das diese Methoden einer breiten Öffentlichkeit zugänglich macht. Ihre Erfahrungen als TfH-Anwenderin, Heilpraktikerin, Mutter und langjährige Mitarbeiterin in einer Kinderarztpraxis geben diesem Buch eine solide Grundlage, auf die Sie vertrauen können.

Beschränken Sie sich nicht darauf, das Buch, das Sie jetzt in den Händen halten, nur zu lesen. Wenden Sie die beschriebenen Techniken an und achten Sie auf die Veränderungen in Ihrem Leben! Die einfach anmutenden »Berührungen« können positive, manchmal unglaublich erscheinende Veränderungen in Ihrem Leben bewirken. Ihre Selbstheilungskräfte werden gestärkt, und falls Sie doch einmal krank werden, erholen Sie sich schneller.

Wenn Sie tiefer in die TfH-Methode einsteigen wollen, können Sie sich in Seminaren fortbilden, wie dies immer mehr Menschen tun. Inzwischen wurden solche Seminare bereits in 62 Ländern abgehalten und mein eigenes Buch *Touch for Health* wurde bisher in 19 Sprachen übersetzt. (Die erste deutsche Ausgabe erschien 1983 unter dem Titel *Gesund durch Berühren*.) Und falls Sie mehr als die Selbsthilfemethode *Touch for Health* benötigen sollten: Es gibt viele professionelle Anwender von *spezialisierten* Verfahren im deutschsprachigen Raum.

Ich wünsche Ihnen, dass die vielfältigen Methoden der Kinesiologie auch Ihnen und Ihrer Familie zu mehr Wohlbefinden und einem frohen, erfüllten Leben verhelfen.

Dr. John Thie
(Begründer der kinesiologischen Selbsthilfemethode *Touch for Health*, 1933–2005)
Malibu/Kalifornien, 1999

Zur Einführung

Fühlen Sie sich oft gestresst, unausgeglichen und erschöpft? Haben Sie manchmal das Gefühl, eher gelebt zu werden als zu leben? Wünschen Sie sich ein erfüllteres Leben, wissen aber nicht, woher Sie die Kraft nehmen sollen, das zu leben, was Ihnen wichtig ist? Dann kann Ihnen Kinesiologie helfen, dem alltäglichen Stress etwas entgegenzusetzen und Ihr Potenzial zu entfalten.

Die Kinesiologie, eine natürliche Methode zum Aktivieren und Harmonisieren der eigenen Energie, wird immer beliebter. Mehr und mehr Menschen erkennen, dass ihnen kinesiologische Techniken dabei helfen, sich wohler zu fühlen und leichter mit Stress und Alltagsbelastungen fertig zu werden. Kinesiologie ist kein Allheilmittel, aber sie regt durch sanfte Energiebalance die Selbstheilungskräfte an. Besonders gut eignet sie sich zur Gesundheitsvorsorge, aber auch bei stressbedingten Beschwerden kann sie Linderung bringen.

In diesem Buch zeigen wir Ihnen spezielle Übungen und Techniken, die Sie dabei unterstützen, energiegeladen und wach durch den Alltag zu gehen. Sie lernen, sich schnell und effektiv zu entspannen und Ihre »Batterien« wieder aufzuladen. Außerdem finden Sie Tipps zur Ersten Hilfe bei Verdauungsbeschwerden, bei Schmerzen verschiedener Art oder psychischen Belastungen. So können Sie manchen Griff zur Tablette und manche zusätzliche Tasse Kaffee zugunsten Ihrer Gesundheit vermeiden.

Dieses Buch möchte ein Begleiter in Ihrem Alltag sein. Wir wenden uns sowohl an Kinesiologie-Einsteiger als auch an Menschen, die bereits einen Touch-for-Health-Kurs gemacht haben und nach einem Übungsbuch suchen. Alle kinesiologischen Techniken werden so erklärt, dass sie auch ohne Muskeltest und damit ohne Testpartner wirkungsvoll anwendbar sind. Sie finden dennoch eine ausführliche Darstellung der Technik des Muskeltestens – für alle, die mit diesem faszinierenden Werkzeug nähere Bekanntschaft machen möchten.

Viel Spaß und Erfolg beim Üben!
GABRIELE NEUENFELD
GABRIELE FÖRDER

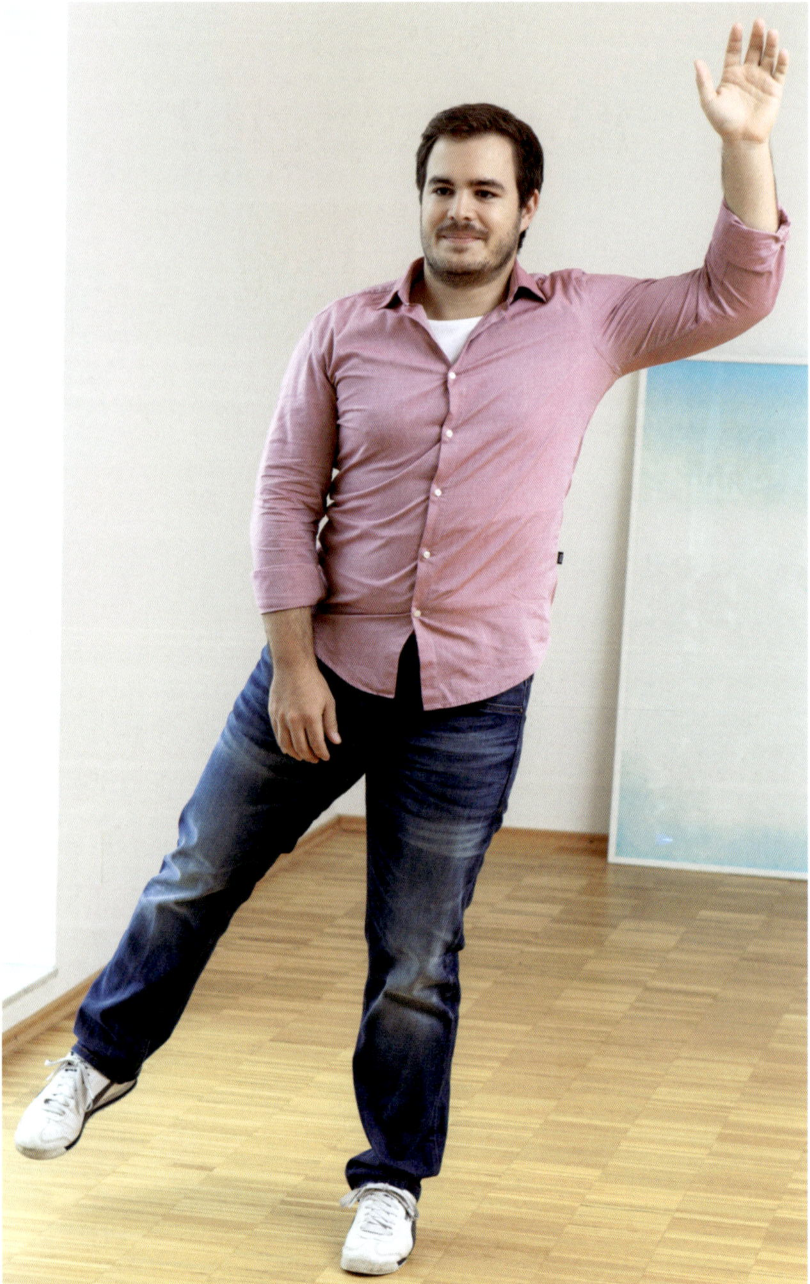

Was ist Kinesiologie?

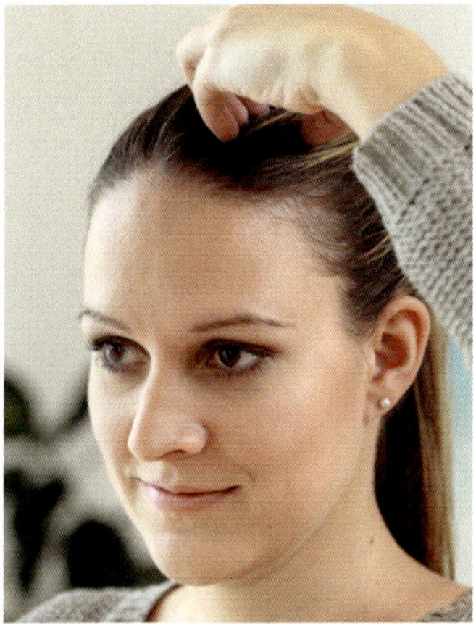

Mehr Energie für alles,
was Ihnen in Ihrem Leben wichtig ist –
gesund und ausgeglichen den Alltag bewältigen –
das eigene Potenzial ausschöpfen:
So lautet das Programm
der Kinesiologie.

Eine moderne Selbsthilfemethode

Die Kinesiologie sieht den Menschen als Einheit von Körper, Seele und Geist. Das heißt konkret: Was wir denken und fühlen, wirkt sich auch auf unser körperliches Wohlbefinden aus. Umgekehrt beeinflusst unser körperlicher Zustand unsere geistig-seelische Verfassung. Die Kinesiologie vertraut auf die innere Intelligenz unseres Organismus, sich selbst zu heilen. Ihre Methoden beruhen darauf, diese Selbstheilungskräfte des Körpers zu unterstützen und anzuregen.

Verbindung von altem und neuem Wissen

Keine Frage, der Name »Kinesiologie« ist ein Zungenbrecher und wenig geeignet für Rückschlüsse auf seine Bedeutung – diese gehen meist in die falsche Richtung: Mit »China« hat Kinesiologie nur insofern etwas zu tun, als die Methode ebenso wie die traditionelle chinesische Medizin die *Lebensenergie Qi* als einen wesentlichen Bestandteil der menschlichen Gesundheit betrachtet. Diese Energie, die in bestimmten Bahnen – den Meridianen – fließt, durchströmt den Körper in einer gleichmäßigen Bewegung. Äußere Einwirkungen, zum Beispiel körperliche oder seelische Überlastung, bringen das Qi ins Stocken: Es entsteht ein Energieungleichgewicht oder eine Energieblockade in den Meridianen. Bestehen solche Blockaden über längere Zeit, so kann es nach alter chinesischer Vorstellung zu organischen Beschwerden und Krankheiten kommen.

»Der Körper ist verzwickt einfach und einfach verzwickt. Wenn du die richtige Methode für den richtigen Zustand verwendest, erhältst du die richtige Antwort.«
George Goodheart

Ein ausgeglichener Energiehaushalt im menschlichen Organismus ist auch nach der kinesiologischen Lehre die beste Garantie dafür, gesund und leistungsfähig zu bleiben. Die Kinesiologie geht davon aus, dass der menschliche Organismus die Kraft hat, sich selbst zu regulieren. In diesem Prozess spielt Qi eine wichtige Rolle: Die wichtigsten kinesiologischen Techniken regen durch die Aktivierung der Lebensenergie in erster Linie die Selbstheilungskräfte der Person an. Dabei verbindet die Kinesiologie jahrtausendealtes Erfahrungswissen der traditionellen chinesischen Medizin (TCM) mit neuen wissenschaftlichen Erkenntnissen, zum Beispiel aus der Stress- und der Gehirnforschung.

Was das Wort »Kinesiologie« bedeutet

Die Bezeichnung »Kinesiologie« ist von dem griechischen Wort *kínesis* abgeleitet, das »Bewegung« bedeutet. Kinesiologie steht in der Heilkunde für Bewegungslehre und Untersuchung der Reaktionsweise bestimmter Muskeln. Kinesiologie, wie sie *hier* gemeint ist, befasst sich in speziellen Muskeltests ebenfalls mit der Reaktionsweise von Muskeln. Mit solchen Muskeltests können ausgebildete Kinesiologen Energieblockaden in den Meridianen identifizieren.

Als ganzheitliche Methode berücksichtigt die Kinesiologie nicht nur die körperlichen Symptome eines Menschen, sondern ebenso seinen emotionalen, mentalen, biochemischen und umweltbedingten Zustand (»Triade der Gesundheit«, siehe Seite 33). Professionelle Kinesiologen wissen, dass die kurzfristige Beseitigung von Symptomen häufig nicht die Lösung des eigentlichen Problems ihrer Klienten darstellt. So lassen sich zum Beispiel Rückenschmerzen, die aufgrund seelischer Belastungen entstanden sind, nicht allein mit Massagen oder Schmerzmitteln kurieren. Erst wenn die eigentliche Ursache, die sich häufig hinter körperlichen Beschwerden »versteckt«, entdeckt wird, hat der Betroffene die Chance, wieder gesund zu werden. Der Muskeltest zeigt dem Behandler dabei den Weg, den der Klient zur Lösung des Problems beschreiten sollte.

Arbeitet man mit der Kinesiologie als Selbsthilfemethode, ist es nicht unbedingt notwendig, schwache beziehungsweise »abgeschaltete« Muskeln mit dem Muskeltest zu identifizieren. Die Korrekturtechniken und Übungen lösen bestehende Energieungleichgewichte in der Regel auf, sodass das Ziel der Behandlung auch ohne Muskeltest erreicht wird.

Die Kinesiologie lässt sich vielseitig einsetzen. Für Laien bietet sie die Möglichkeit, ihre Gesundheit zu fördern und zu verbessern sowie Stress abzubauen. In der Hand eines professionellen therapeutischen Behandlers lässt sich die Kinesiologie als Biofeedback-System beschreiben, mit dem sich – ergänzend zur Schulmedizin – gesundheitliche Störungen beurteilen, behandeln und beheben lassen. Zusätzlich nutzen professionell arbeitende *Begleitende Kinesiologen* dieses Biofeedback-System, um energetische Ungleichgewichte und Herausforderungen zu erkennen und auszugleichen. Dies kann zum Beispiel zum Stressabbau, zum Stärken der Konzentrations- und Lernfähigkeit, zur Prävention oder zum Erarbeiten und Erreichen von Zielen eingesetzt werden. Kinesiologische Methoden wirken entspannend und helfen dabei, gesund und leistungsfähig zu bleiben.

Grundlagen der Kinesiologie

Die Entwicklung der Kinesiologie entspricht einer sich immer stärker ausprägenden Tendenz des 20. Jahrhunderts – nämlich Bestehendes, Altes und Neues zu einem harmonischen Ganzen zu verbinden, so unterschiedlich und unvereinbar die einzelnen Elemente zunächst auch scheinen. So ist Kinesiologie keine moderne »Erfindung«, sondern eine Selbsthilfemethode, die verschiedene jüngere und ältere Wurzeln hat. Um die Kinesiologie und ihre Besonderheit zu verstehen, ist es zunächst hilfreich, die unterschiedlichen Wurzeln einzeln zu betrachten. Die wesentlichen Bestandteile der Kinesiologie stammen aus der traditionellen chinesischen Medizin und der Chiropraktik. Aber auch Erkenntnisse aus der Gehirn- oder Stressforschung spielen eine bedeutsame Rolle.

Die traditionelle chinesische Energielehre

Die Vorstellung von einer die Natur und alles Leben – vom kleinsten Mikroorganismus bis zu den kosmischen Geschehnissen – regulierenden Urkraft oder Ur-Energie ist bei allen Völkern dieser Erde anzutreffen.

Bei den alten Chinesen entwickelte sich aus dieser Vorstellung die Philosophie des Daoismus. Als Urheber dieser Philosophie gilt Laozi, der in seinem Werk *Daodejing* die Grundprinzipien des Daoismus formulierte. Übersetzt bedeutet *Dao* so viel wie »Weg« – es ist der sich ewig wandelnde Weg des Lebens, der keinen Anfang und kein Ende hat. Als göttliches Prinzip und stets gegenwärtiger Ursprung des Lebens ist das Dao gleichzeitig immer Weg und Ziel, immer zugleich Anfang und Ende, Einheit und Wandel einer alles durchdringenden Lebensenergie. Das jahrtausendealte Symbol für das Dao ist die Monade, die Ureinheit, aus der sich die »1000 Dinge« entwickeln. Leben spendender Hintergrund aller Geschehnisse des Alltags bleibt die eine Energie, die alles umfängt und durchdringt.

»Ein Baum, der so dick ist, dass du ihn gerade noch umfassen kannst, stammt aus einem kleinen Samenkorn; eine Reise von tausend Meilen beginnt mit einem kleinen Schritt.«
Laozi

Yin und Yang

Das Dao, die eine Ur-Energie, kann aber nur im Wandel sein, wenn es sich in zwei gegensätzliche Qualitäten teilt, die aber doch untrennbar miteinander verbunden sind und sich gegenseitig bedingen. Gäbe es diese Gegensätze nicht, würde das Leben stillstehen. Die Chinesen nennen diese Polaritäten Yin und Yang. Yin ist das Dunkle, Weibliche, Passive; es symbolisiert die Erde, das Wasser, den Mond, die Nacht, die Kälte und den Winter; es steht für »innen«. Yang ist das aktive Element; es drückt sich aus im Männlichen, Warmen, Hellen, in der Sonne, im Feuer, im Himmel und Sommer; es steht für »außen«.

Zwei Eigenschaften kennzeichnen diese beiden Grundenergien des Lebens:

- Zum einen bedingen sie sich gegenseitig; das heißt, ohne Yin kann es kein Yang geben und umgekehrt ohne Yang kein Yin: ohne Weg kein Ziel, ohne Anfang kein Ende, ohne Gut kein Schlecht, ohne Hart kein Weich, ohne Dunkel kein Hell, ohne Kalt kein Warm, ohne Schwach kein Stark. Yang trägt also immer auch Yin in sich und Yin immer auch Yang.
- Zum anderen sind Yin und Yang in ständiger Bewegung: das heißt, während Yin zunimmt, nimmt Yang ab, und umgekehrt. Zugleich bestimmen das Ausmaß oder die Stärke von Yin immer auch die Stärke von Yang und umgekehrt: Licht ruft Schatten hervor, und je intensiver das Licht, desto härter der Schatten. In diesem andauernden Wechsel von Zunahme und Abnahme drückt sich der ewige Fluss des Dao aus und gestalten sich alle Dinge des Lebens.

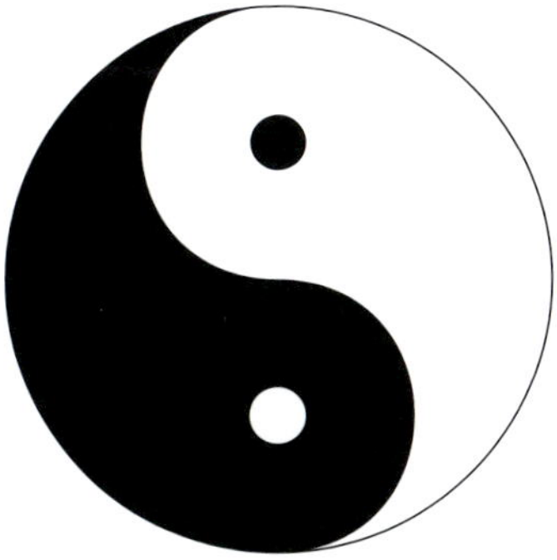

Die Monade ist eine Momentaufnahme: Das dunkle Yin trägt bereits den Samen für das helle Yang in sich und umgekehrt. Yin und Yang sind ständig im Fluss.

Alles in der Natur ist also geprägt von einem ständigen Wandel der Energie – von Yin-Energie und Yang-Energie. Einklang zwischen Yin und Yang herrscht dann, wenn diese Energie gleichmäßig und ausgewogen fließt. Dieser »Zustand« von Gleichmäßigkeit und Ausgewogenheit bedeutet – auf den menschlichen Organismus übertragen – Gesundheit.

Störungen im Fluss der Lebensenergie

Das gleichmäßige Fließen der Yin- und Yang-Energie in unserem Organismus kann allerdings gestört oder sogar unterbrochen werden: sowohl durch äußere als auch durch innere Einflüsse wie eine ungesunde Lebensweise, andauernden Stress und fortgesetzte Überbelastung, ungünstige Lebensumstände, aber auch durch eine nicht bewältigte, negative Vergangenheit, übertriebene Erwartungen oder hartnäckige Ängste. Wenn diese störenden Einflüsse über längere Zeit anhalten, sodass der Organismus sie nicht mehr ausgleichen kann, können körperliche oder auch geistig-seelische Erkrankungen die Folge sein.

Die Meridiane

Die Meridiane sind zwar für das Auge unsichtbar. Sie können aber mithilfe bestimmter Verfahren wie elektrischer Hautwiderstandsmessung, radioaktiver Isotopen-Markierung oder Thermografie nachgewiesen werden.

Nach chinesischer Auffassung fließt das Qi, die Lebensenergie, im menschlichen Organismus in sogenannten Meridianen oder Leitbahnen. Meridiane sind als feine Kanäle vorstellbar, die den ganzen Körper durchziehen und netzartig miteinander verbunden sind. Dabei unterscheiden die Chinesen innere und äußere Meridianverläufe. Für die Kinesiologie (wie auch für die Akupunktur) sind besonders die äußeren Verläufe von Belang. Über sie und vor allem über Akupunkturpunkte kann man auf den Energiefluss einwirken.

Wie Stromleitungen sind die Meridiane von einem elektromagnetischen Feld umgeben; sie verlaufen in der Längsrichtung des Körpers. Funktionsweise und Beschaffenheit dieser Energiebahnen sind noch nicht vollständig geklärt.

Die Hauptmeridiane

Die alten Chinesen unterschieden 12 Hauptmeridiane und acht sogenannte außerordentliche Gefäße. Die Hauptmeridiane sind nach ihrer besonderen Energiequalität und ihrem Verlauf benannt, zum Beispiel »Kleines Yang des Fußes« oder »Großes Yin der Hand«. Im Deutschen tragen sie hingegen in den meisten Fällen den Namen des ihnen zugeordneten Organs beziehungsweise Funktionskreises (zum Beispiel: Magenmeridian).

Dies trägt oftmals zur Verwirrung oder Verunsicherung bei, da zum Beispiel der Funktionskreis Milz im Sinne der chinesischen Medizin sehr viel mehr umfasst als das Organ Milz in der westlichen Medizin. Stellt man also eine energetische Blockade im Milz-Pankreas-Meridian fest, bedeutet dies keineswegs, dass das Organ Milz oder die Bauchspeicheldrüse von dieser Störung betroffen sein müssen. Mit dem Funktionskreis Milz werden in der chinesischen Medizin nämlich unter anderem Verdauungsprobleme, Bindegewebsschwäche, Durchblutungsstörungen, schwere und kraftlose Gliedmaßen, aber auch geistige Schwerfälligkeit, Konzentrationsschwäche, Neigung zum Grübeln und zu übertriebenem Nachdenken in Verbindung gebracht.

Geraten Sie also nicht in Panik, wenn bei Ihnen zum Beispiel eine Blockade im Herzmeridian festgestellt wird. In den allermeisten Fällen weist dies nicht auf eine organische Erkrankung des Herzens hin, sondern auf eine Störung innerhalb des Funktionskreises Herz. Einige Zuordnungen zu den Funktionskreisen können Sie der Tabelle im Abschnitt über die Fünf Elemente entnehmen (siehe Seite 21).

»Willst du dich am Ganzen erquicken, musst du das Ganze im Kleinsten erblicken.«
Johann Wolfgang von Goethe

Abhängig davon, in welche Richtung die Energie in einem Meridian fließt, handelt es sich um einen Yin- oder Yang-Meridian. Es gibt sechs Yin- und sechs Yang-Meridiane, die jeweils beidseitig, das heißt auf der linken und auf der rechten Seite des Körpers verlaufen. Der Verlauf jedes Meridians ist in den Abbildungen zu der Übung »Meridianmassage« (Seite 48 ff.) dargestellt.

Die 12 Hauptmeridiane sind: Magenmeridian (Yang), Milz-Pankreas-Meridian (Yin), Herzmeridian (Yin), Dünndarmmeridian (Yang), Blasenmeridian (Yang), Nierenmeridian (Yin), Kreislauf-Sexus-Meridian (Yin), Dreifacher-Erwärmer-Meridian (Yang), Gallenblasenmeridian (Yang), Lebermeridian (Yin), Lungenmeridian (Yin), Dickdarmmeridian (Yang).

Für die Kinesiologie sind außerdem zwei einfach in der Körpermitte verlaufende außerordentliche Gefäße von Bedeutung: das Zentralgefäß (Yin) und das Gouverneursgefäß (Yang).

Die 12 paarigen Meridiane gehen ineinander über. Sie bilden einen eigenen Energiekreis. Zentral- und Gouverneursgefäß haben eine Sonderstellung. Das Zentral- oder auch Konzeptionsgefäß wird als »Meer (Sammelbecken oder Speicher) der Yin-Energie«, der aufsteigenden Energie bezeichnet. In ihm findet der Austausch beziehungsweise Ausgleich der Yin-Energie statt.

Das Gouverneurs- oder auch Lenkergefäß steht in direkter Beziehung zu allen Yang-Meridianen. Es heißt auch »Meer der Yang-Energie«. Hier geschieht der Austausch beziehungsweise Ausgleich der Yang-Energie.

Die Fließrichtung der Energie

Jeder Meridian hat einen Anfangs- und einen Endpunkt. Dort, wo ein Meridian endet, beginnt in unmittelbarer Nähe ein anderer Meridian. So beginnt beispielsweise der Herzmeridian (Yin) unter der Achselhöhle

Stellen Sie sich die Abbildung eines Menschen mit nach oben ausgestreckten Armen vor. Trägt man in diese Abbildung die Verläufe der Meridiane ein, so kann man sagen: Yin-Energie fließt immer von unten nach oben, Yang-Energie fließt von oben nach unten.

und endet am inneren Nagelfalzwinkel des kleinen Fingers. Der Dünndarmmeridian, der dem Yang-Prinzip zugeordnet ist, beginnt am äußeren Nagelfalzwinkel des kleinen Fingers und fließt zum Ohr. Folgt man dem Verlauf der Meridiane, so erkennt man folgenden Ablauf: vom Rumpf zur Fingerspitze, von der Fingerspitze zum Gesicht, vom Gesicht zu den Füßen und von den Füßen zum Rumpf. Da es bei dem Fließen der Energie keinen Anfang und kein Ende gibt, kann man die Reihenfolge der 12 Meridiane als »Meridianrad« darstellen.

Maximalenergie zu einer bestimmten Tageszeit

Da die Energie in der Reihenfolge des Meridianrades von einem Meridian zum nächsten fließt, erreicht nacheinander jeder Meridian im Laufe von 24 Stunden eine Aktivitätsspitze. Diese Aktivitätsspitze bezeichnet man auch als die »Maximalzeit«. Jeder der beidseitigen, also in beiden Körperhälften verlaufenden 12 Meridiane, hat für ungefähr 2 Stunden maximale Energie. Aufgrund von Beobachtungen und Erfahrungen in der traditionellen chinesischen Medizin konnte man den Maximalzeiten der verschiedenen Meridiane bestimmte Tageszeiten bzw. Uhrzeiten zuordnen.

Das Meridianrad spiegelt das Fließen der Meridianenergie wider. Jedem Meridian entspricht ein Abschnitt auf der »Rad-Felge«. Zentral- und Gouverneursgefäß bilden die »Radnabe«. Diese beiden Meridiane gehören nicht zu dem Meridianzyklus, der in der Abbildung als Kreis dargestellt ist, beeinflussen aber die anderen 12 Energiebahnen.

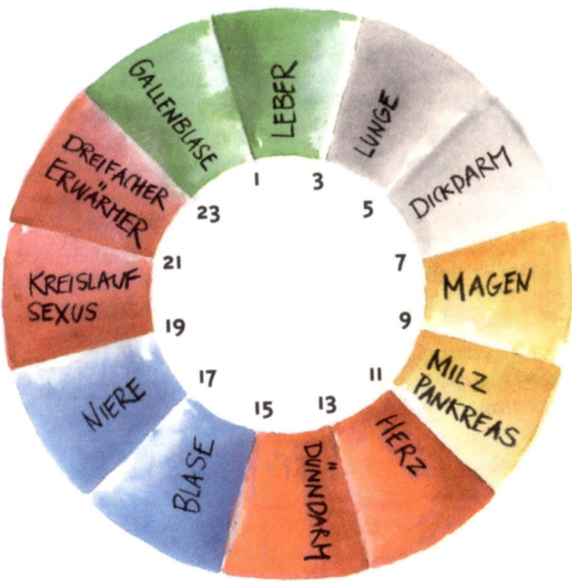

Die Fünf Elemente

Um die Zunahme und Abnahme von Energie in der Natur und im Menschen, das Werden und Vergehen, das Wirken von Yin und Yang also, genauer unterscheiden und beurteilen zu können, entwickelten die alten Chinesen das System der Fünf Elemente, das sich auf alle Erscheinungen des Lebens anwenden lässt.

Jeder weiß, dass Holz das Feuer »nährt«; Wasser hingegen löscht das Feuer; damit Holz entstehen kann, ist Wasser nötig; Wasser »nährt« also Holz; gäbe es aber keine Erde, die das Wasser hält und nicht spurlos versickern lässt, könnte Holz nicht durch Wasser genährt werden; Metall kommt aus der Erde, reichert diese an und vermag Holz zu zerteilen. Diese Wechselbeziehungen der Naturelemente Holz, Feuer, Erde, Metall und Wasser bildeten die Chinesen in Form von zwei sich gegenseitig bedingenden Zyklen ab: dem nährenden, schaffenden Zyklus oder »Sheng-Zyklus« und dem kontrollierenden Zyklus oder »Ko-Zyklus«.

Der Sheng-Zyklus

Die Fünf Elemente Holz, Feuer, Erde, Metall und Wasser gehen in diesem Zyklus jeweils auseinander hervor und bilden einen aufbauenden Kreislauf. Auf die Entstehung des Universums angewandt bedeutet dies zum Beispiel: In der Geburtsphase des Universums entstand das Element

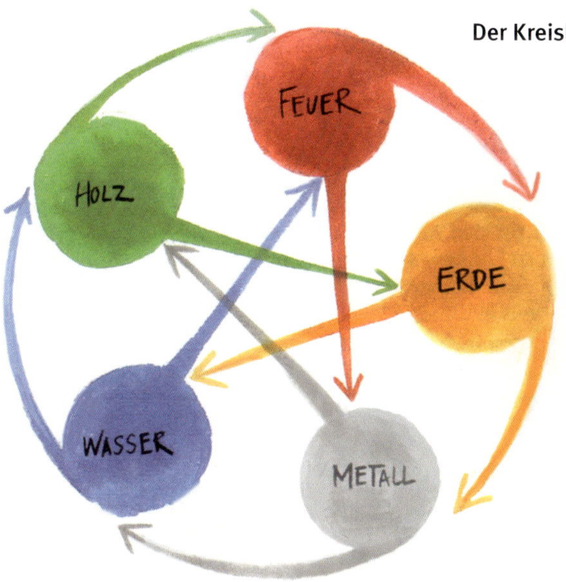

Der Kreislauf von Sheng- und Ko-Zyklus

!

Im Kreislauf der Fünf Elemente spiegelt sich der Entstehungs-, Reifungs- und Zerfallsprozess aller Vorgänge im Menschen und in der Natur. Der Sheng-Zyklus sorgt für einen ausreichenden Energiefluss, der Ko-Zyklus verhindert, dass ein Element zu viel Energie erhält.

Holz. Holz steht für alles, was wächst. In der Wachstumsphase des Universums entstand aus Holz Feuer: Feuer steht für Gase, vor allem für Luft. In der Phase des Erwachsenseins entstand durch die Wirkung des Feuers Erde: der Erdboden, der das Leben erhält. In der Zersetzungsphase wurde aus Erde Metall – alle anorganische Materie, die durch Zersetzung des Bodens entsteht. In der Todesphase entsteht aus dem Zusammenwirken der anorganischen Materie Wasser – hiermit sind alle Flüssigkeiten gemeint. Die Todesphase ist gleichzeitig die Phase der Wiedergeburt, in der der Kreislauf von Neuem beginnt.

Der Ko-Zyklus

Der schaffende Kreislauf – der Sheng-Zyklus – ist gekoppelt an den kontrollierenden Kreislauf, den Ko-Zyklus. Im Ko-Zyklus kontrolliert jedes Element das übernächste, das auf dem Kreis folgt. Der Ko-Zyklus wird durch einen fünfzackigen Stern dargestellt.

!

Den Fünf Elementen sind unter anderem verschiedene menschliche Emotionen zugeordnet. So steht das Element Holz für Wut, das Element Feuer für Freude, Erde steht für Denken, Metall für Trauer und Wasser für Angst.

Im Ko-Zyklus kontrolliert Holz Erde, indem es sie mit Wurzeln durchzieht. Erde kontrolliert Wasser, indem sie es hält und speichert (zum Beispiel Seen). Wasser kontrolliert Feuer, indem es dieses löscht. Feuer kontrolliert Metall, indem es dieses zum Schmelzen bringt. Metall kontrolliert Holz, indem es dieses spaltet (Axt).

Durch das Zusammenspiel von Sheng-und Ko-Zyklus hält sich das System der Fünf Elemente im Gleichgewicht. Der Sheng-Zyklus sorgt dafür, dass genügend Energie fließt, der Ko-Zyklus regelt durch seine Kontrolle, dass kein Element zu viel Energie hat.

Die Fünf Elemente und ihre Zuordnungen

Seiner energetischen Qualität entsprechend können jedem der Fünf Elemente bestimmte Erscheinungsformen des Lebens zugeordnet werden.

Es lässt sich leicht nachvollziehen, dass das Element Feuer mit dem Sommer in Verbindung steht; ihm werden aber auch das Lachen, die Freude, die Leidenschaft oder die Farbe Rot zugeordnet. Jedem Element entsprechen eine Farbe, ein Geschmack, eine Reihe von Nahrungsmitteln, ein Gefühl, eine Lautäußerung, auch ein Klima, eine Jahreszeit, ein Planet oder eine Himmelsrichtung (siehe Tabelle).

Jedem der Fünf Elemente werden auch bestimmte Meridiane zugeordnet – und zwar jeweils ein Yin- und ein Yang-Meridian. So gehören etwa zum Erdelement der Milz-Pankreas-Meridian (Yin) und der

Magenmeridian (Yang), zum Metallelement der Lungenmeridian (Yin) und der Dickdarmmeridian (Yang) und zum Wasserelement der Nierenmeridian (Yin) und der Blasenmeridian (Yang).

Die wichtigsten Zuordnungen zu den Fünf Elementen

	Holz	Feuer	Erde	Metall	Wasser
Jahreszeit	Frühling	Sommer	Spätsommer	Herbst	Winter
Himmelsrichtung	Osten	Süden	Mitte	Westen	Norden
Klima	Wind	Hitze	Feuchtigkeit	Trockenheit	Kälte
Farbe	Grün	Rot/ Orange	Gelb/ Braun	Weiß/ Hellgrau	Blau/ Schwarz
Geschmack	sauer	bitter	süß	scharf	salzig
Organe/ Funktionskreise	Leber Gallenblase	Herz Dünndarm	Milz Magen	Lunge Dickdarm	Niere Blase
Emotion	Wut	Freude	Mitgefühl/ Grübeln	Trauer	Angst
Stimmlicher Ausdruck	Schreien	Lachen	Singen	Weinen	Stöhnen
Gewebe	Sehnen	Adern	Muskeln	Haut	Knochen
Öffnet sich in	Augen	Zunge	Mund	Nase	Ohren

Die Fünf-Elemente-Lehre in der Kinesiologie

Über diese zahlreichen Zuordnungen eröffnen sich für kinesiologisch arbeitende Therapeuten und Berater sowie für Selbstanwender viele Möglichkeiten, Unausgewogenheiten im Energiefluss zu erkennen und mithilfe bestimmter Techniken auszugleichen. So kann man beispielsweise eine energetische Unter- oder Überversorgung in bestimmten Meridianen feststellen und durch die Arbeit an bestimmten Reflexpunkten das Ungleichgewicht der Energien im Körper korrigieren.

Diese Anwendung heißt in der Kinesiologie »Balance« oder »Korrektur«. Um eine solche Balance wirkungsvoller zu machen, kann der ausgebildete Kinesiologieanwender zusätzlich Zuordnungen

!

Angenommen, bei einem Menschen wird ein Energieungleichgewicht im Lebermeridian festgestellt. Der Lebermeridian gehört zum Holzelement, dem auch die Emotion Wut und das Schreien als stimmlicher Ausdruck zugeordnet sind. Es ist gut möglich, dass der betreffende Mensch Schwierigkeiten damit hat, seine Wut auszudrücken, oder dass das Thema Wut eine entsprechende Rolle spielt.

aus den Fünf Elementen, zum Beispiel Farben (Farbenbalance, siehe Seite 72), Gefühle oder Laute einsetzen.

Indem Farben oder Emotionen in eine Balance oder Korrektur einbezogen werden, können Energieungleichgewichte, die aufgrund emotionaler Belastung entstanden sind, besonders wirkungsvoll ausgeglichen werden. Denn in diesem Augenblick lässt der Mensch Gefühle zu, die er vorher vielleicht unbewusst unterdrückt hat, oder er setzt sich mit den Gefühlen auseinander, die bei dem betreffenden Problem eine Rolle spielen.

Stress bestimmt unser Leben

Neben der chinesischen Energielehre sind Erkenntnisse aus der Stressforschung wichtiger Bestandteil der Kinesiologie. Denn Stress hat – je nach Intensität und Dauer – eine unmittelbare Wirkung auf das Fließen unserer Lebensenergie.

Was ist Stress?

Stress zu haben bedeutet im heutigen Sprachgebrauch, dass wir uns stark belastet oder unter Druck gesetzt und daher unwohl fühlen. Eigentlich ist der Begriff »Stress« aber wertneutral.

Nach dem Stressforscher Hans Selye (1907 bis 1982) ist Stress eine lebensnotwendige Anpassungsreaktion des Körpers auf jede an ihn gerichtete Anforderung. Diese Reaktion können wir nicht beeinflussen, sie läuft automatisch ab. In diesem Sinn stehen wir unter Stress, sobald wir morgens aufstehen und unser Körper einer Anforderung gerecht werden muss. Von unserer persönlichen und geistig-seelischen Verfassung hängt es ab, wie viele Stressoren – also Anforderungen, an die wir uns anpassen müssen – wir verkraften. Übersteigen die Stressoren ein bestimmtes Maß oder halten sie über längere Zeit an, kommt es zu einer immer gleichen Stressreaktion.

!

Auch Hunger, Durst oder Müdigkeit erzeugen Stress. Sind unsere Grundbedürfnisse nicht erfüllt, ist mit uns »nicht gut Kirschen essen«. Babys und Kinder unterdrücken ihre Grundbedürfnisse nicht, sondern machen lauthals darauf aufmerksam, wenn diese nicht erfüllt werden.

Der Körper im Alarmzustand

Im Stresszustand produziert die Nebenniere vermehrt Stresshormone wie Cortisol und Adrenalin. Diese Hormone lösen bestimmte körperliche Veränderungen aus. So beschleunigt sich die Atmung und wird flacher, die Muskeln spannen sich an, der Blutdruck steigt, der Stoffwechsel verlangsamt sich … Dieser Mechanismus ist uralt und hat nur den einen Sinn: dass wir bei Gefahr unser Leben durch Flucht oder Kampf retten können.

Indem sie alle unsere Kräfte schlagartig für Flucht oder Kampf mobilisiert, hilft uns die Stressreaktion, in gefährlichen Situationen »unsere Haut zu retten«. Sie ist ein genetisches Erbe und ermöglichte beispielsweise dem Steinzeitmenschen die lebensrettende Flucht vor einem wilden Tier. Obwohl unsere heutigen Stresssituationen ganz anders aussehen, tragen wir dieses Erbe immer noch in uns. Die körperlichen Reaktionen auf den Stress sind immer gleich.

Stresssymptome

Während unsere Vorfahren die Stresshormone im Blut durch intensive körperliche Anstrengung (Flucht oder Kampf) schnell abbauen konnten, bleiben wir heutzutage buchstäblich auf diesen körpereigenen Stoffen sitzen. Wird der Stress nicht abgebaut und kommt ständig neuer hinzu, fehlt die nach der Stressreaktion natürliche Entspannungsphase. Das führt auf Dauer zu den typischen Stresssymptomen: Muskelverspannungen, Kopfschmerzen, innere Unruhe, Blähungen, Verstopfung oder Durchfälle. Schädliche Giftstoffe bleiben länger im Körper.

Auch die Psyche reagiert auf Stress. Wenn uns alles über den Kopf wächst, sind wir nicht mehr fähig, einen klaren Gedanken zu fassen. In Ruhe nachdenken können wir ja, wenn die »Gefahr« vorüber ist. In der Stresssituation aber handeln wir, ohne lange zu überlegen – eine Tatsache, die wir oft bereuen, wenn unser Kopf wieder klar ist. Unter Stress fühlen wir uns überfordert, reagieren gereizt und sind häufig niedergeschlagen und unkonzentriert. Der natürliche Antrieb, etwas in Angriff zu nehmen, fehlt. Auch kleinere Aufgaben kosten uns unendlich viel Überwindung und Kraft. Ein deutliches Zeichen, dass es höchste Zeit wird, etwas dagegen zu tun.

TIPP

Stress wird unter anderem durch intensive körperliche Anstrengung und Bewegung abgebaut. Ob Sie sich nun für Jogging, Walking, Schwimmen, Tennis oder Squash entscheiden, bleibt Ihnen überlassen. Wählen Sie aus, was zu Ihnen passt.

Dauerstress macht krank

Wird die Nebenniere durch Dauerstress dazu angeregt, ständig Hormone auszuschütten, reagiert sie nach einiger Zeit selbst auf schwache Stressoren mit voller Kraft. Man kann sie mit einer kleinen Fabrik vergleichen, die stets unter Volldampf arbeitet, bis ihr eines Tages der Strom ausgeht. Dann fühlt sich der Mensch schlapp und erschöpft, weil die Nebenniere schon bei leichtem Stress überfordert ist. Häufig wird die Müdigkeit im Laufe des Tages mit Kaffee bekämpft. Die Betroffenen sind dann abends wie »aufgedreht« und der Kreislauf beginnt von

Neuem. Wer solche Symptome bei sich beobachtet, sollte unbedingt therapeutische Hilfe in Anspruch nehen, um einer Nebennierenschwäche und vielleicht sogar einem nachfolgenden Burn-out vorzubeugen.

Dauerstress heißt ständige Alarmbereitschaft: Schlafstörungen mit häufigem Aufwachen treten auf, Konzentrationsprobleme sind typisch. Auch die ständige Muskelanspannung hat Konsequenzen. Sie führt zu Haltungsveränderungen, zu Kopf-, Nacken- oder Rückenschmerzen. Die beschleunigte Atmung ist weniger tief, das heißt, die inneren Organe werden im Stresszustand weniger mit Sauerstoff versorgt, die Durchblutung geht zurück. Das wirkt sich negativ auf unser Wohlbefinden und auf die Funktion der betroffenen Organe aus.

Stress hat viele Gesichter

Stressoren, also Faktoren, die im Körper die Stressreaktion auslösen können, sind sehr variabel. Manchen sind wir alle gleichermaßen ausgesetzt. Dazu gehören zum Beispiel Lärm, Luftverschmutzung oder die Belastung unserer Lebensmittel mit Chemikalien. Mögliche Stressoren sind aber auch Ausnahmesituationen im Leben, mit denen jeder von uns konfrontiert werden kann, wie der Tod eines Angehörigen, die Trennung vom Lebenspartner, Arbeitslosigkeit oder der Umzug in eine neue, fremde Umgebung. Auch die Auseinandersetzung des Einzelnen mit den Anforderungen des Alltags ist häufig stressgeprägt. Termindruck, das Gefühl, die anstehenden Aufgaben nicht mehr zu schaffen, Ärger mit einem Kollegen oder an den Nerven zerrende Kinder bringen den Organismus immer wieder auf Hochtouren. Auf der anderen Seite können aber auch Eintönigkeit, Langeweile und Unterforderung im Leben oder bei der Arbeit zu Stressoren werden.

TIPP

Packen Sie Ihren Terminkalender nicht zu voll und planen Sie die für Entspannungsphasen notwendige Zeit konsequent mit ein!

Stressoren können sehr verschieden sein

In der Regel entstehen Stressoren also immer durch Veränderungen unserer Lebensumstände, die eine angemessene (körperliche, geistige oder seelische) Anpassung erfordern. Treten in kürzerer Zeit mehrere oder sehr gravierende Veränderungen in unser Leben, kann es passieren, dass unsere Kraft zur Anpassung erschöpft ist und unser Gesundheitszustand sich verschlechtert. Wie stark die automatische Reaktion unseres Organismus abläuft, das hängt von der Stärke der Stressoren ab und davon, wie lange ihre Einwirkung auf uns anhält.

Stress ist etwas sehr Individuelles. Ob wir in einer kritischen Situation gelassen bleiben können oder ob sie in unserem Organismus eine

Stressreaktion auslöst, hängt wesentlich davon ab, wie wir unsere Lage wahrnehmen. Diese Wahrnehmung wird entscheidend geprägt von unseren Erfahrungen, unserer Erziehung, unseren Neigungen und Bedürfnissen. Was also den einen stresst, lässt den anderen möglicherweise unberührt. Häufig wissen wir genau, was uns stresst: zum Beispiel eine bevorstehende Prüfung, die Angst vor neuen Herausforderungen, Ärger und Streit im Büro oder in der Familie. Vielleicht ist es aber auch nur ein unerfreulicher Anruf, der an einem hektischen Tag das Faß zum Überlaufen bringt. Dann rasten wir aus, fahren aus der Haut und sind »total schlecht drauf«.

Es gibt jedoch auch Stressoren, die schon so zur Gewohnheit geworden sind, dass wir sie gar nicht mehr bewusst wahrnehmen. Dazu gehören zum Beispiel die tägliche Fahrt im Berufsverkehr, das stundenlange Sitzen im Büro oder die ständige Sorge um einen geliebten Menschen. Die Stressreaktion in unserem Körper läuft automatisch ab, auch wenn uns gar nicht bewusst ist, wodurch sie ausgelöst wurde.

Aber nicht nur äußere Einflüsse können in uns eine Stressreaktion auslösen, sondern auch unsere eigenen Gedanken und Gefühle wie Ärger, Ungeduld oder Angst. Wenn Sie sich über Ihren Nachbarn ärgern, wenn Sie das Ergebnis einer ärztlichen Untersuchung erwarten – in all diesen Situationen stehen Sie unter Stress.

Es hängt von unserer Individualität und unserer persönlichen Lebenssituation ab, ob wir eine Situation als negativ oder positiv erleben und bewerten. Es gibt Menschen die sich erst dann wohl fühlen, wenn sie viel »um die Ohren« haben. Anderen hingegen wird schon die kleinste Veränderung in ihrem Leben zu viel.

Eustress und Dystress

Stressforscher fanden heraus, dass die automatische Stressreaktion in unserem Organismus nicht nur durch *negative* Einflüsse ausgelöst wird. Sie läuft in gleicher Weise ab, wenn *positive* Einflüsse auf uns einwirken. Den positiven Stress nannten die Forscher *Eustress*, den negativen *Dystress*. Stress kann also auch beflügeln.

Das Gefühl, eine Herausforderung anzunehmen, intensiv an der Lösung eines Problems zu arbeiten, mit Überzeugung sein Leben zu verändern oder ein freudiges Ereignis wie die Geburt eines Kindes – all dies kann ungeahnte Energien in uns mobilisieren und uns zu Höchstleistungen befähigen. So versetzen also auch Freude und Glück oder angenehme Erwartungen unseren Organismus in Alarmbereitschaft, das heißt, in Unruhe und in die Bereitschaft, zu reagieren und zu handeln.

Wichtig ist allerdings in beiden Fällen – bei Eustress wie bei Dystress –, dass sich Anspannung und Entspannung harmonisch abwechseln, dass wir die bei Anspannung im Übermaß ausgeschütteten Hormone in der Entspannung wieder abbauen. Dann sind wir gesund und unsere Energien sind im Gleichmaß.

Stress in der Kinesiologie

!

Stress bringt uns aus dem Gleichgewicht. Findet der Organismus aus eigener Kraft nicht wieder in die Balance zurück, kann es zu Energieblockaden und langfristig zu Erkrankungen kommen.

Die Kinesiologie geht davon aus, dass negativer Stress (Dystress) das freie Fließen der Lebensenergie in unserem Körper behindert. Dadurch kann es zu körperlichen und/ oder geistig- seelischen Blockaden kommen. Halten diese Blockaden über längere Zeit an, sind gesundheitliche Störungen die Folge. Ist der Energiefluss aber im Gleichgewicht, fühlen wir uns wohl und sind gesund. Stress stört also dieses gleichmäßige Fließen der Lebensenergie.

Sinn der kinesiologischen Techniken ist es, durch Stress verursachte Blockaden im Energiefluss aufzulösen und Ihr allgemeines Energieniveau dadurch wieder anzuheben. Das hilft Ihnen, die täglichen Anforderungen besser zu erfüllen und gesund zu bleiben.

Gesundheit – das freie Fließen der Lebensenergie

In der Kinesiologie werden gesundheitliche Störungen, die sich sowohl auf der körperlichen als auch auf der geistig-seelischen Ebene zeigen können, begriffen als ein durch übermäßigen Stress hervorgerufenes energetisches Ungleichgewicht im »System« Mensch. Im Gegensatz dazu ist *Gesundheit* im kinesiologischen Sinne die Fähigkeit unseres Organismus, sich den an ihn gestellten Anforderungen immer wieder anzupassen und zu einem ausgeglichenen Fließen der Lebensenergie zu finden.

Weil wir in der Kinesiologie davon ausgehen, dass der menschliche Organismus die Fähigkeit hat, sich selbst zu regulieren, sollen ihre wichtigsten Techniken durch die Aktivierung der Lebensenergie vor allem die Selbstheilungskräfte des Menschen anregen. Ein ausgeglichener Energiehaushalt ist nach kinesiologischer Auffassung die beste Garantie dafür, gesund und leistungsfähig zu bleiben.

Die Entwicklung der Kinesiologie

Die Anfänge der Kinesiologie liegen in den Sechzigerjahren des 20. Jahrhunderts. Seit dieser Zeit hat sich die Kinesiologie zu einem umfassenden Anwendungssystem entwickelt, das sich in verschiedene Spezialbereiche gliedert.

Chiropraktik

Die Kinesiologie wurzelt ursprünglich in der Chiropraktik. Der Chiropraktiker oder Chirotherapeut arbeitet in erster Linie mit den Händen. Mithilfe bestimmter Techniken behandelt er Störungen und Beschwerden im Bewegungsapparat. Die Chirotherapie geht davon aus, dass die Position der Wirbelsäule einen entscheidenden Einfluss auf die menschliche Gesundheit hat. In ihren Anfängen arbeitete die Chirotherapie, die zu Beginn des 19. Jahrhunderts von Daniel D. Palmer entwickelt wurde, daher vorwiegend mit Haltungs- und Wirbelsäulenkorrekturen. Im Laufe der Zeit entwickelte sie sich weiter in Richtung Gesundheitsvorsorge und nahm zahlreiche andere Methoden in ihr Konzept mit auf.

Ein Beispiel dafür ist die Arbeit an den sogenannten Reflexpunkten. So fand der Chirotherapeut Terrence Bennett in den Dreißigerjahren des vorigen Jahrhunderts heraus, dass durch das Berühren bestimmter Reflexpunkte auf der Haut die Durchblutung in bestimmten Organen angeregt werden konnte. Diese »neurovaskulären« Punkte liegen in der Mehrzahl am Kopf. Berührt man sie, verbessert sich über die Stimulierung des Nervensystems (»neuro-«) die Durchblutung (»-vaskulär«, die Blutgefäße betreffend) im Gehirn und in verschiedenen Organen.

Die von Terrence Bennett gefundenen Reflexpunkte bezeichnete George Goodheart, der Begründer der *Applied Kinesiology*, als neurovaskuläre Punkte.

Es war der Begründer der *Applied Kinesiology*, George Goodheart, der den energetischen Zusammenhang zwischen den zum Teil damals schon bekannten Reflexpunkten, bestimmten Körpermuskeln, Meridianen und damit auch Organen erkannte. Indem man die neurovaskulären Punkte behandelt, verbessert sich auch der Energiefluss in den ihnen zugehörigen Meridianen. Solche Reflexpunkte spielen in der Kinesiologie eine wichtige Rolle.

Applied Kinesiology

George Goodheart, ein aus Detroit (USA) stammender Chiropraktiker, entwickelte Anfang der Sechzigerjahre die *Applied Kinesiology*. Er kombinierte bereits bekannte chirotherapeutische Behandlungsmethoden, zum Beispiel die Arbeit an Reflexpunkten, mit der traditionellen chinesischen Energielehre und machte dabei ganz neue Entdeckungen: Bei der Behandlung eines Patienten mit chronischen Schmerzen in der Schulter bemerkte Goodheart, dass er die Reaktionsweise eines bestimmten Muskels durch gezieltes Massieren spezieller Reflexzonen oder Akupunkturpunkte verändern konnte. In der Regel hatte man in der Chirotherapie immer direkt am verkrampften, schmerzenden Muskel gearbeitet, den man letztlich für die Verschiebung der Wirbelsäule aus ihrer natürlichen Position verantwortlich machte.

Das »Nachspannen« der schwachen Feder

Goodheart fand heraus, dass nicht in jedem Fall der verkrampfte, schmerzende Muskel selbst die Ursache ist, sondern vielmehr sein Gegenspieler, der zu schwach ist. Ist zum Beispiel ein Hüftmuskel verkrampft, weil sein Gegenspieler schwach ist, nehmen wir eine Schonhaltung ein. Dadurch werden wieder andere Muskeln stärker belastet und die gesamte Körperhaltung verändert sich. Das hat Auswirkungen auf die Position der inneren Organe und die in ihnen ablaufenden Stoffwechselprozesse – das gesamte System gerät aus dem Gleichgewicht. Goodheart arbeitete deshalb am »schwachen« Muskel, den er über die Massage von Reflex- oder Akupunkturpunkten wieder stärken konnte, sodass die Schmerzen verschwanden.

!

Der Chirotherapeut George Goodheart nannte das von ihm entwickelte Behandlungsverfahren *Applied Kinesiology*. Inzwischen hat sich im deutschen Sprachraum dafür der Begriff *Kinesiologie* eingebürgert.

In der Kinesiologie wird dieses Zusammenspiel eines Muskelpaares gerne mit dem Beispiel einer Pendeltür erklärt: Zwei gleich starke Federn (Muskeln) sorgen dafür, dass die Tür in einer mittleren Stellung (im Gleichgewicht) bleibt. Mithilfe der Federn kann die Tür auch nach links beziehungsweise rechts bewegt werden. Hat *eine* der beiden Federn (einer der beiden Muskeln) nicht mehr genug Spannung, bleibt die Tür in Ruhestellung nicht mehr in der Mitte, sondern sie verzieht sich in Richtung der stärkeren Feder. Der stärkere Muskel verkrampft sich und verursacht Schmerzen. Dagegen hilft nur, die schwache Feder nachzuspannen, damit das Gleichgewicht wiederhergestellt ist. Goodhearts Methode ist mit diesem »Nachspannen« der schwachen Feder vergleichbar.

Muskeln und Meridiane – energetisch verbunden

Aufgrund seiner Untersuchungen und Erfahrungen erweiterte Goodheart das Energiemodell der chinesischen Akupunkturlehre. Diese geht ja davon aus, dass in den Energiebahnen, den Meridianen, die Energie fließt, die einen Organismus am Leben und gesund erhält. Die Meridiane stehen nach dem Verständnis der chinesischen Medizin energetisch mit den Organen in Verbindung. Ist der Fluss der Lebensenergie in einem Meridian blockiert, wirkt sich das langfristig auch negativ auf das davon betroffene Organ aus. Das Stimulieren bestimmter Akupunkturpunkte, die auf den Meridianen liegen, dient dazu, solche Energieblockaden aufzulösen – der Organismus kann sich dann aus eigener Kraft regenerieren.

George Goodheart fand heraus, dass in diesem Energiekreislauf auch die Muskeln eine Rolle spielen. Auch sie sind über die Meridiane mit den Organen verbunden. Schwache, also energetisch unterversorgte Muskeln deuten auf eine Energieblockade im dazugehörigen Meridian hin. Sie werden in der Kinesiologie mithilfe verschiedener Muskeltests identifiziert. Der Sinn der kinesiologischen Arbeit ist, über die Anregung der Lebensenergie die schwachen Muskeln zu stärken. Das geschieht durch die Massage von Akupunktur- oder Reflexpunkten oder mittels anderer Techniken, die Energieblockaden auflösen. In der Kinesiologie gilt wie in der chinesischen Medizin, dass länger währende Energieblockaden nicht nur das körperlich-seelische Wohlbefinden beeinträchtigen, sondern auf Dauer auch zu organischen Erkrankungen führen können.

»Der Mensch besitzt ein Potenzial zur Wiederherstellung durch die seinem Organismus innewohnende innere Intelligenz. Diese Regenerationsfähigkeit, mit der er ausgestattet ist, wartet nur auf unsere Hand, unser Herz und unseren Geist, um zur Entfaltung zu kommen, und erlaubt die Wiederherstellung der Gesundheit, die im Menschen natürlicherweise angelegt ist.«
George Goodheart

Die Zuordnung von Muskeln zu Organen

Aufgrund seiner therapeutischen Erfahrungen entwickelte Geodheart ein System, in dem einzelne Muskeln bestimmten Organen zugeordnet werden. Denn es hatte sich gezeigt, dass bei Patienten mit gleichartigen Beschwerden beim Muskeltest auch die gleichen Muskeln »schwach« waren. So testete bei Menschen mit Magenproblemen (wenn zum Beispiel der Magen mit Eiswasser »gestresst« wurde) in der Regel der Große Brustmuskel (*Pectoralis major clavicularis*) schwach. Sobald Goodheart bestimmte Reflexpunkte massiert hatte, war der Brustmuskel im Test wieder stark. Deshalb ordnete er diesen Muskel dem Magenmeridian und damit auch dem Organ Magen zu. Aus diesen Erkenntnissen entwickelte er ein ganzheitliches System von Zuordnungen: Bestimmte

Nachdem er zusammen mit George Goodheart jahrelang an der Erforschung und Weiterentwicklung der Kinesiologie gearbeitet hatte, begann John F. Thie 1971, mit einer vereinfachten Form der Kinesiologie Seminare für Laien abzuhalten. Zunächst verwendete er für seine Methode die Bezeichnung *Wellness*, änderte sie später aber in *Touch for Health*.

Muskeln stehen energetisch in Verbindung mit bestimmten Meridianen, Organen und Reflexpunkten.

Indem er Elemente aus Ernährungswissenschaft, Psychologie, Pädagogik, Schulmedizin und Naturheilverfahren integrierte, verfeinerte Goodheart sein System der *Applied Kinesiology* immer weiter. In den USA fand Goodhearts Methode schnell Eingang in die heilenden Berufe. Inzwischen wird Kinesiologie weltweit als ergänzendes Behandlungsinstrument in Schul- und Zahnmedizin, in Pädagogik, Psychotherapie und in Naturheilverfahren angewandt. Anfang der Achtzigerjahre wurde Goodhearts Methode auch in Deutschland bekannt. In Lehrgängen und Kursen können Therapeuten und Laien eine entsprechende Zusatzqualifikation erwerben. (Adressen siehe Seite 153)

Touch for Health – Gesund durch Berühren

Einen entscheidenden Beitrag dazu, dass sich die Kinesiologie auch zu einer Selbsthilfemethode für Laien entwickelte, leistete John F. Thie, Chiropraktiker und Mitarbeiter Goodhearts. In seinem 1973 veröffentlichten Buch *Touch for Health* fasste er die Techniken der *Applied Kinesiology* für medizinische Laien in vereinfachter Form zusammen. (Deutsche Ausgabe: *Gesund durch Berühren*, Basel: Sphinx-Verlag, 1983)

Aktivieren der natürlichen Lebensenergien

Touch for Health (TfH) – eine »ganzheitliche Methode zur Aktivierung der natürlichen Lebensenergien und des körperlichen und seelischen Gleichgewichts« (Thie) – soll der Gesundheitspflege dienen. Es wird weder zur Diagnose noch zur Behandlung bereits bestehender Krankheiten eingesetzt, kann aber eine ärztliche Therapie sinnvoll unterstützen. TfH dient in erster Linie zur Gesundheitsvorsorge und Selbsthilfe bei stressbedingten alltäglichen Beschwerden. Das Programm arbeitet mit verschiedenen Muskeltests, mit denen auch medizinische Laien energetische Ungleichgewichte in den Meridianen oder Energieblockaden identifizieren können. Außerdem werden Techniken vermittelt, mit denen solche Blockaden aufgelöst werden können. Dieses Vorgehen wird als »TfH-Balance« bezeichnet. Nochmaliges Muskeltesten zur Kontrolle zeigt an, ob die Übungen oder Maßnahmen erfolgreich waren oder ob noch weitere Korrekturtechniken empfehlenswert wären.

TfH ist inzwischen weltweit in mehr als 100 Ländern verbreitet und dient auch im Bereich der Heilberufe als Einstieg in weiterführende kinesiologische Techniken. Die meisten der in diesem Buch gezeigten Übungen basieren im Wesentlichen auf dem von John F. Thie entwickelten Touch-for-Health-System.

Three in One Concepts

Ein weiterer Pionier auf dem Gebiet der Kinesiologie war der TfH-Lehrer Gordon Stokes. Ebenfalls Pionierarbeit – allerdings auf dem Gebiet der Verhaltensgenetik – leistete Daniel Whiteside, der zusammen mit Gordon Stokes und der Verhaltensgenetikerin Candace Callaway ein neues kinesiologisches System entwickelte: *Three in One Concepts*.

Wissen aus der Verhaltensgenetik

Was ist Verhaltensgenetik? Die Verhaltensgenetik beschäftigt sich mit der Frage, inwieweit das Verhalten eines Menschen mit seinen Körpermerkmalen in Verbindung steht. Solche Körpermerkmale sind genetisch bedingt, verändern sich aber auch in Abhängigkeit von den Erfahrungen, die ein Mensch im Laufe seines Lebens und vor allem in der Kindheit macht. In den Forschungsarbeiten der Verhaltensgenetik zeigte sich, dass bestimmte äußere Körperstrukturen eines Menschen – zum Beispiel schmale Lippen, hoch oder tief liegende Augenbrauen, die Breite des Gesichts im Verhältnis zur Gesichtslänge – mit typischen Verhaltensweisen in Verbindung stehen.

Dieser Zusammenhang zwischen bestimmten Körpermerkmalen und typischen Verhaltensweisen von Menschen wird bei *Three in One Concepts* aber keinesfalls bewertet. Es gibt kein Richtig oder Falsch, sondern es geht darum, sich selbst und seine Mitmenschen besser kennenzulernen und seine Persönlichkeit weiterzuentwickeln.

Three in One Concepts verbindet den Muskeltest und Techniken aus der *Applied Kinesiology* sowie aus TfH mit Forschungsergebnissen und Erkenntnissen der Neurologie und der Verhaltensgenetik. Das ermöglicht einem in dieser Methode ausgebildeten Anwender, die typischen Merkmale der Persönlichkeit des einzelnen Menschen bei der Behandlung stärker zu berücksichtigen.

Wer das Thema Körpermerkmale und Verhaltensweisen vertiefen möchte, kann Kinesiologie-Kurse etwa mit den Titeln *Under the code* oder *Louder than words* besuchen. **(Adressen, die weiterhelfen, siehe Seite 153)**

Emotionaler Stress blockiert den Menschen

Gordon Stokes und Daniel Whiteside gehen davon aus, dass emotionaler Stress unser Denken und Handeln blockiert. Dieser Stress kann von aktuellen Gefühlen wie Angst, Ärger oder Hass herrühren. Aber auch Stress auslösende Ereignisse aus der Vergangenheit können in der Gegenwart noch blockierend auf uns wirken.

Mithilfe des Muskeltests wird dieser emotionale Stress identifiziert und durch die Anwendung bestimmter Techniken abgebaut. Dadurch gewinnt der Einzelne neue Handlungsfreiheit und seine körperlichen Symptome verschwinden gegebenenfalls. *Three in One Concepts* wird weltweit in Kursen gelehrt. Auch in diesem Buch greifen wir auf Erkenntnisse von Gordon Stokes und Daniel Whiteside zurück.

Kinesiologie – offen und vielseitig

Nicht wenige Angehörige von Heilberufen und Therapeuten, die mit der Kinesiologie in Berührung gekommen sind, haben die Methode um eigene Elemente und eigenes Wissen ergänzt. So entwickelten sich viele spezialisierte Richtungen. Die Kinesiologie inspirierte mit ihren Methoden zahlreiche andere Disziplinen wie Neurologie, Orthopädie, Zahnmedizin, Musik, Sport, Psychotherapie und die unterschiedlichen Naturheilverfahren.

Die Reihe möglicher kinesiologischer Anwendungsmodelle, die sich seit der Entstehung der Methode entwickelten, ließe sich noch lange fortsetzen. Tatsächlich hat sich die Kinesiologie seit ihrer Einführung in den deutschsprachigen Raum durch die 1982 in Freiburg gegründete Seminarorganisation, das *Institut für Angewandte Kinesiologie*, rasant weiterentwickelt. Das Ziel der Gründung war, ein Forum für neue, praktische und innovative Methoden zu werden, Aus-und Fortbildungsmöglichkeiten zu bieten und eine internationale Begegnungsstätte zu sein. Mittlerweile heißt das Institut *IAK GmbH – Forum international* und es wirkt für die Verbreitung kinesiologischer Methoden auf verschiedenen Fachgebieten und für die unterschiedlichsten Anwendungsbereiche. Es vermittelt zusätzlich weitere Methoden, die mit ähnlich innovativen Grundgedanken arbeiten.

Als Selbsthilfemethode bietet die Kinesiologie jedem die Möglichkeit, seine Selbstheilungskräfte anzuregen und natürliche Gesundheitsvorsorge zu betreiben.

Der Muskeltest bleibt bei allen kinesiologischen Anwendern ein wichtiges Instrument, um Blockaden, die gesundheitliche Störungen auslösen können oder persönlicher Weiterentwicklung im Wege stehen, zu identifizieren.

Möglichkeiten und Grenzen der Kinesiologie

Die Kinesiologie erhebt nicht den Anspruch, ein Wunder- oder Allheilmittel zu sein. Sie lenkt ihre Aufmerksamkeit nicht auf Krankheiten oder erkrankte Organe, sondern auf den Menschen als Einheit, als ein Ganzes aus Körper, Seele und Geist. Aus technischen Gründen unterteilt die Kinesiologie diese Einheit in drei Bereiche und bezeichnet sie als »Triade der Gesundheit«: Struktur (Bewegungsapparat), Psyche (Gedanken und Gefühle) und Stoffwechsel (alle biochemischen Vorgänge im Körper). Über das Muskeltesten beziehungsweise die Muskelfunktion erhält man Zugang zu allen drei Ebenen der Triade; sie alle werden durch energetische Veränderungen entscheidend beeinflusst.

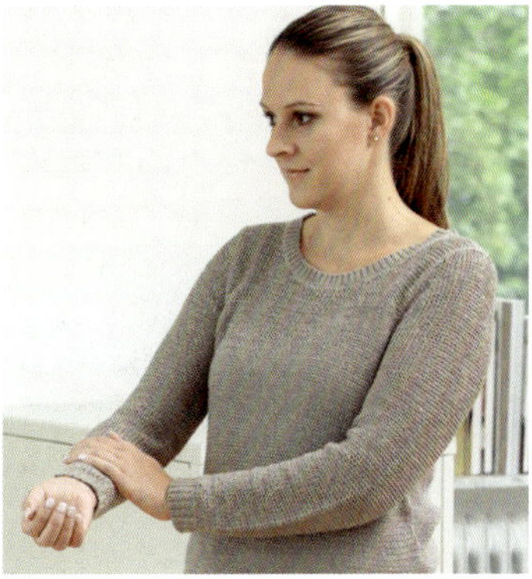

Führen Sie kinesiologische Übungen immer in Ruhe und mit Achtsamkeit aus.

Sind alle drei Bereiche dieser Triade im Gleichgewicht, fühlt sich der Mensch wohl und ausgeglichen. Die kinesiologischen Methoden unterstützen den Organismus dabei, die Balance wiederherzustellen.

Vorbereitung auf die Praxis

Die folgenden Hinweise können Ihnen den praktischen Einstieg in die Übungen und Techniken, die wir ihnen in den nachfolgenden Kapiteln vorstellen, erleichtern.

Einfache Regeln

- Alle hier vorgestellten Übungen können grundsätzlich von jedem durchgeführt werden. Einschränkungen ergeben sich nur aus Ihrer persönlichen Konstitution.
- Weniger kann oft mehr sein. Es kommt nicht so sehr auf die Menge der Übungen an als vielmehr auf die Sorgfalt, mit der Sie sie ausführen.
- Alle Übungen werden wirkungsvoller, wenn Sie während des Übens zusätzlich an Ihr aktuelles Thema oder Problem denken. Mithilfe dieses »Tricks« können Sie eine Übung gezielt auf Ihre individuellen Bedürfnisse »zuschneiden«.

!

Bei Schmerzen und/oder anhaltenden organischen Beschwerden und Erkrankungen sollten Sie immer zum Arzt gehen. Die kinesiologischen Anwendungen können zwar eine Behandlung durch den Arzt begleiten und unterstützen, diese aber nicht ersetzen!

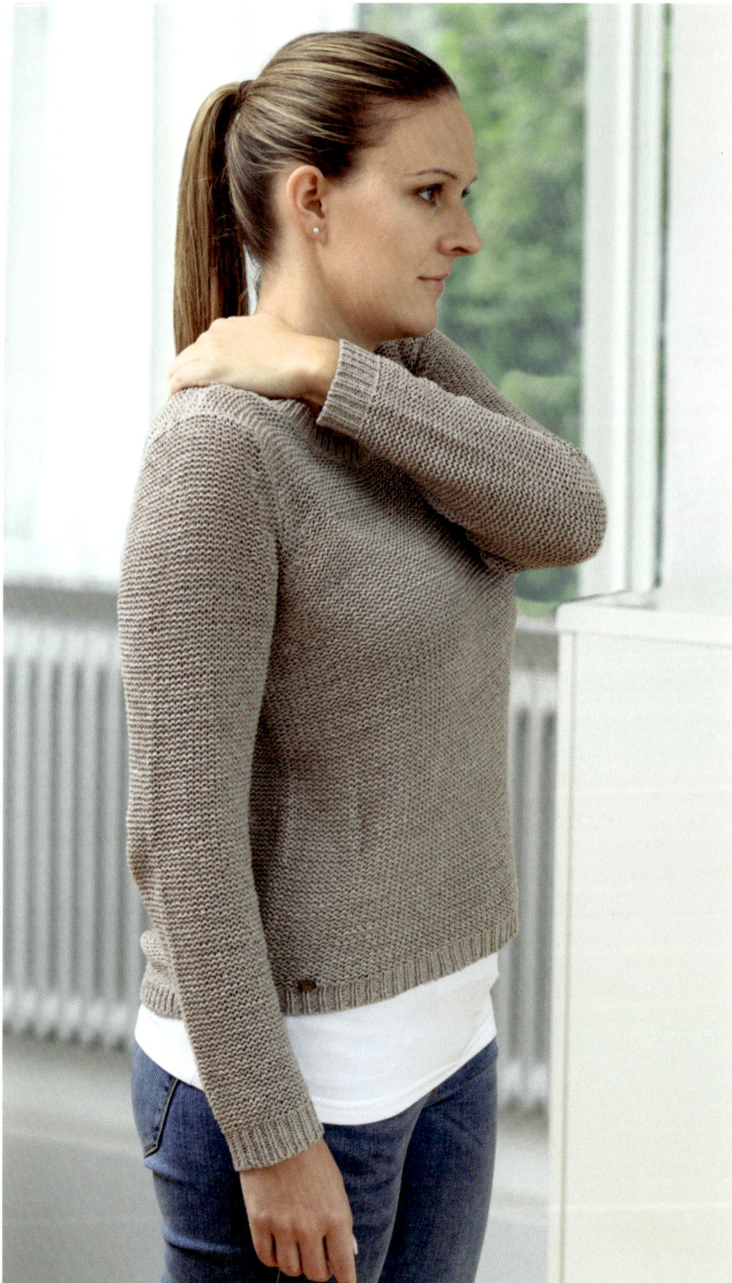

So machen Sie mehr aus Ihrem Leben

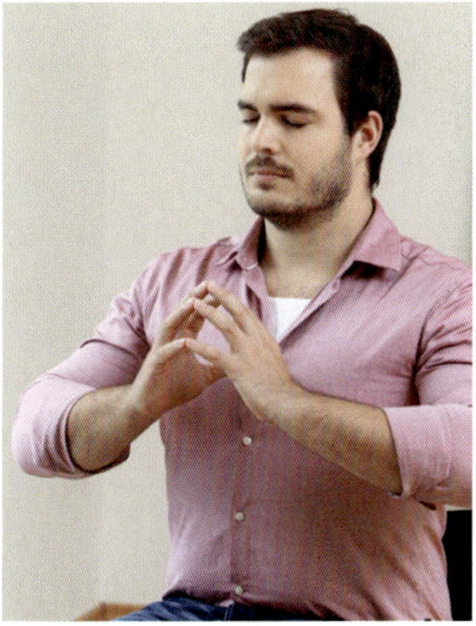

Entspannen und Energie tanken,
Körper und Seele
ins Gleichgewicht bringen:
Kinesiologische Übungen helfen,
negativen Stress abzubauen.
Sie fühlen sich wohl, ausgeglichen
und leistungsfähig und finden mehr
Erfüllung in Ihrem Leben.

Die Energie zum Fließen bringen

Gemäß der Vorstellung der traditionellen chinesischen Medizin ist ein ausgeglichenes, gleichmäßiges Fließen der Lebensenergie in den Energiebahnen die Voraussetzung dafür, dass wir gesund bleiben und uns wohl fühlen. Das Ziel ist also, den Energiefluss in den Meridianen anzuregen.

Indem wir zum Beispiel mit den Händen auf der Körperoberfläche dem Verlauf der Energiebahnen folgen (wie in den Übungen Meridianmassage, Seite 48, oder Meridiandusche, Seite 59), lösen sich vorhandene Energieblockaden auf. Der Grund: Hände und Körper sind von einem elektromagnetischen Feld umgeben. Durch das Entlangfahren der Hände am Körper verstärkt sich der Fluss der Energie in dem entsprechenden Meridian in der Richtung, in welche die Hand fährt.

Ein Forschungsprojekt an der Universität Witten/Herdecke ergab, dass die Akupunkturpunkte, die auf den Meridianen liegen, »spezifisch strukturierte Bündel« aus Gefäß- und Nervenfasern sind.

Wir können den Fluss der Energie aber auch aktivieren, indem wir zum Beispiel bestimmte Reflex- oder Akupunkturpunkte massieren, wie in der Übung »Alles anschalten«, oder indem wir unsere Ohren massieren. In allen Übungen dieses Kapitels machen wir uns das fein verzweigte Meridiansystem zunutze, um das energetische Gleichgewicht wiederherzustellen und die Immunabwehr zu stärken.

»Alles anschalten«

Bei der Übung »Alles anschalten« knipsen wir im Gehirn sozusagen das Licht an. Die Übung erfrischt und sie verbessert die Fähigkeit, Informationen aufzunehmen, zu verarbeiten und zu behalten. Denn wir aktivieren alle dafür wichtigen Gehirnbereiche. Angestrengte Augen werden wieder frisch, die Aufmerksamkeit verbessert sich.

Bessere Zusammenarbeit von Gehirn und Körper

Bei der Übung »Alles anschalten« massieren wir bestimmte Akupunkturpunkte. Die Massage der Endpunkte des Nierenmeridians zum Beispiel verbessert die Sauerstoffzufuhr zum Gehirn und hilft, die Ausschüttung der Botenstoffe (Neurotransmitter) an den Nervenschaltstellen (Synapsen) im Gehirn zu regulieren.

Die Massage der Endpunkte des Zentral- oder des Konzeptionsgefäßes löst Blockaden in der Zusammenarbeit (Koordination) von Kopf und Körper. Ein Beispiel: Damit wir schreiben können, müssen Kopf (Gehirn) und Hände gut zusammenarbeiten.

Die Massage des Anfangs- und des Endpunktes des Gouverneursgefäßes wirkt anregend auf das zentrale Nervensystem und die Gehirn- und Rückenmarksflüssigkeit (Cerebrospinalflüssigkeit). Das Halten des Bauchnabels hilft uns, die eigene Mitte zu finden.

Machen Sie die Übung auch mit Ihrem Kind, wenn ihm beim Lesen, Rechnen oder Schreiben immer wieder Fehler unterlaufen, weil es offensichtlich unkonzentriert ist, oder an Tagen, an denen es tollpatschig ist und ihm ständig Missgeschicke passieren.

So führen Sie die Übung aus

1 Eine Hand – es spielt keine Rolle, mit welcher Sie beginnen – liegt ruhig auf dem Bauchnabel. Die andere Hand geht zu den beiden Endpunkten des Nierenmeridians (Niere 27) – sie liegen direkt unterhalb des Schlüsselbeins, links und rechts neben Brustbein. Am besten ist es, wenn der Daumen allein auf einem der beiden Punkte liegt und Zeige- und Mittelfinger zusammen den anderen Punkt berühren. Die Punkte Niere 27 sollten circa 30 Sekunden oder etwas länger massiert werden.

- Dann wechseln Sie die Hände. Die Hand, die zuerst auf dem Bauchnabel lag, massiert jetzt ebenfalls mit Daumen und zwei Fingern die Nierenpunkte. Die andere Hand bleibt ruhig auf dem Bauchnabel liegen.

1

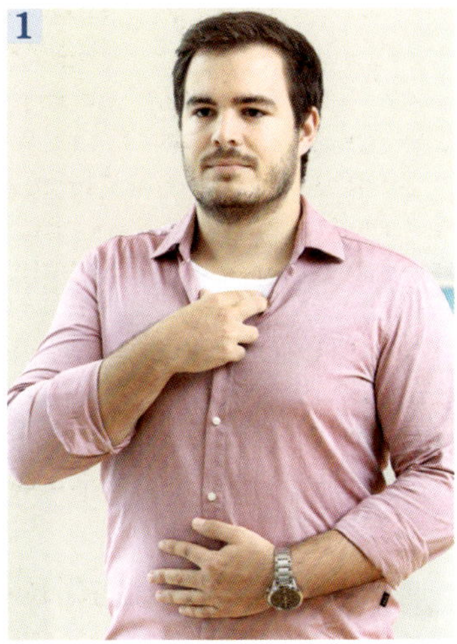

2 Lassen Sie wieder eine Hand ruhig auf dem Bauchnabel liegen. Diesmal massieren Sie mit Zeige- und Mittelfinger der anderen Hand den Endpunkt des Zentralgefäßes (»Konzeptionsgefäß« – KG 24). Er liegt in der Hautfalte zwischen Kinn und Unterlippe. Auch hier wieder ungefähr 30 Sekunden massieren, dann die Hände wechseln.

2

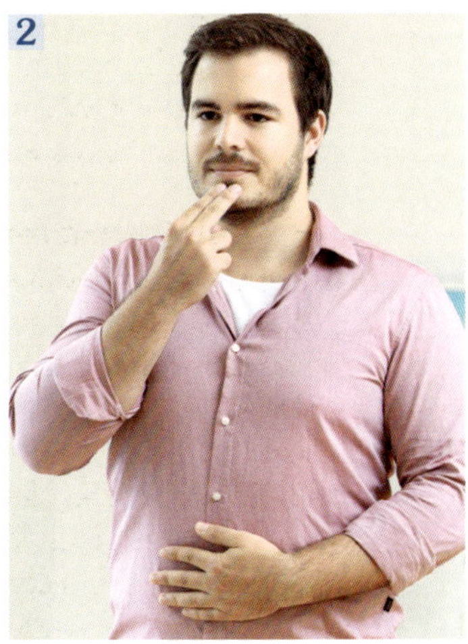

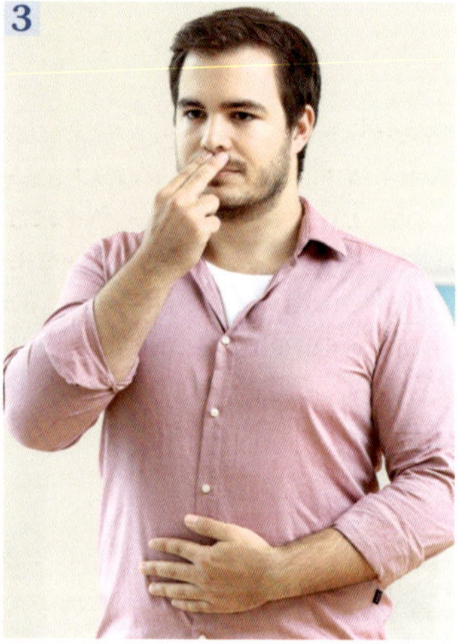

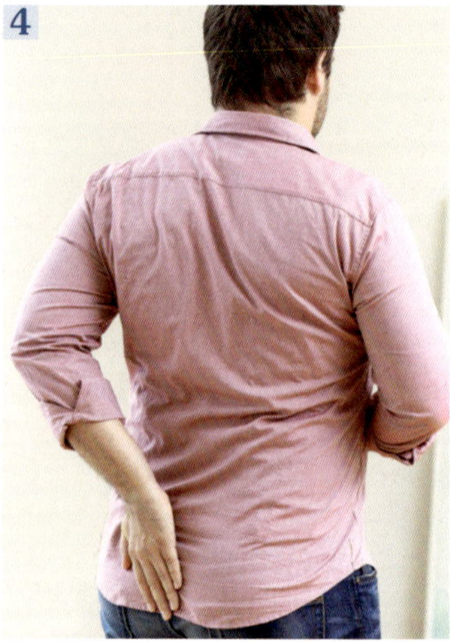

3 Eine Hand bleibt auf dem Bauchnabel. Zeige- und Mittelfinger der anderen Hand massieren circa 30 Sekunden die Mitte der Oberlippenoberkante (Akupunkturpunkt Gouverneursgefäß 27). Auch hier wechseln Sie anschließend wieder die Hand und wiederholen die Übung.

4 Eine Hand liegt ruhig auf dem Bauchnabel, die andere Hand massiert ungefähr 30 Sekunden lang die Steißbeinspitze, den Anfangspunkt des Gouverneursgefäßes.

- Dann wechseln Sie die Hände.

Mehr Energie für die Augen

! **Die Begründer der Methode des Neurolinguistischen Programmierens (NLP) entdeckten bei ihrer Arbeit, dass wir die Augen (zum Beispiel in Gesprächen oder beim Nachdenken) in verschiedene Positionen bewegen, um bestimmte Gehirnfunktionen einzuschalten.**

Kennen Sie das: Ihre Augen werden beim Lesen eines Textes schnell schwer und müde? Sie merken, dass Sie den Textinhalt nur schlecht aufnehmen können, obwohl er leicht zu verstehen ist. (»Was habe ich eigentlich gerade eben gelesen?«). Sie verlieren regelmäßig die Zeile und die Augen »springen«. Oder Sie haben Schmerzen beim Bewegen der Augäpfel. In solchen Fällen sind die Augen energetisch blockiert, sie werden nicht ausreichend mit Energie versorgt. Sind die Augen energetisch blockiert, werden Reize falsch übermittelt: Das Gehirn interpretiert Richtungsangaben, die von den Augen kommen, verkehrt. Dies führt zu Verwirrung und Stress beim Lesen.

Zusätzlich sind die Augen oft durch Arbeit an Bildschirmen (zweidimensionales Sehen) und durch Verspannungen des Nackens (zum Beispiel ausgelöst durch falsche Haltung beim Sitzen) überbelastet.

Die Augen »einschalten«

Mithilfe dieser Übung lässt sich die energetische Unterversorgung der Augen korrigieren, indem Sie die Augen in verschiedene Positionen bringen (Augenrotation) und gleichzeitig die Endpunkte des Nierenmeridians (Niere 27) massieren. Dadurch verbessert sich die Informations- und Reizverarbeitung im Gehirn, weil durch die Massage der Nierenmeridianpunkte die Ausschüttung der Botenstoffe an den Nervenschaltstellen positiv beeinflusst wird.

So führen Sie die Übung aus:

Erster Schritt:

- Sie beginnen mit den Augenbewegungen: Halten Sie den Kopf gerade und richten Sie den Blick nach vorn. (Das entspricht der Position 9 in der hier abgebildeten Kreisgrafik.)

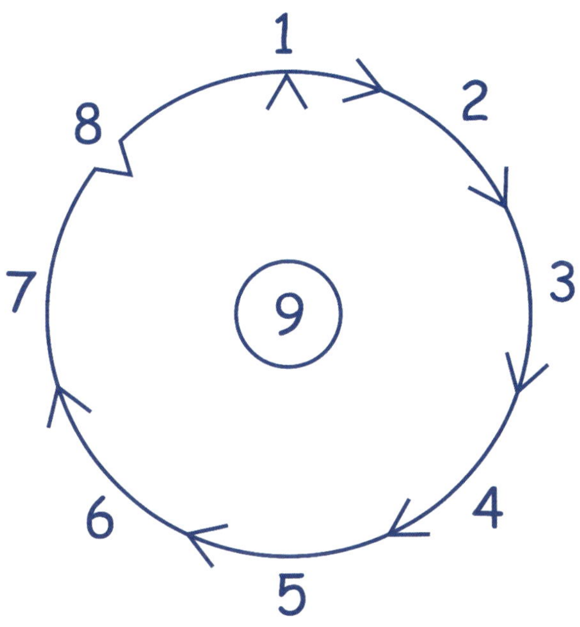

Achtung: Die *Übungsanleitung* ist aus der Sicht der Person formuliert, die die Übung selbst macht. Die *Abbildung* jedoch zeigt, wie ein *Beobachter* dieser Person (der ihr *gegenübersteht*) deren Augen »wandern« sieht, nämlich im Uhrzeigersinn.

- Führen Sie den Blick langsam in einer senkrechten Linie nach oben (1), lenken Sie Ihre Augen dann im Uhrzeigersinn weiter nach links oben (2), nach links waagerecht (3), nach schräg links unten (4) und senkrecht nach unten (5). Fahren Sie fort mit den Blickrichtungen nach schräg rechts unten (6), rechts waagerecht (7), schräg nach rechts oben (8) und blicken Sie abschließend wieder geradeaus nach vorn (9).

TIPP

Brillenträger sollten *täglich* ihre Augen »einschalten«, denn das Brillengestell schränkt das Blickfeld und die Beweglichkeit der Augenmuskulatur oft ein. Deshalb ist das Kreisen der Augäpfel für Brillenträger häufig schmerzhaft.

- Ihre Augen wandern bei diesen Bewegungen so auf einem Kreis entlang, dass sich wie bei einem Kuchen acht Stücke ergeben. Folgen Sie dabei den Ziffern, die für die einzelnen Augenstellungen stehen.
- Bleiben Sie in jeder Position circa 2 Sekunden. Merken Sie sich dabei diejenigen Stellen, die bei diesem Kreisen der Augen schmerzen, sich unangenehm oder angespannt anfühlen.

Zweiter Schritt:

- Im nächsten Schritt der Übung massieren Sie die Punkte Niere 27. Diese Endpunkte des Nierenmeridians liegen unterhalb des Schlüsselbeins, rechts und links von der Brustbeinmitte:

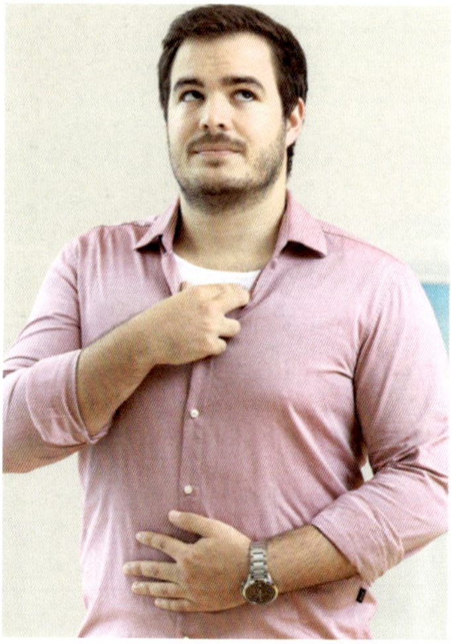

- Legen Sie den Daumen der rechten Hand auf den Punkt auf der rechten und Zeige- und Mittelfinger auf den Punkt auf der linken Seite, und massieren Sie circa 30 Sekunden; Ihre linke Hand liegt dabei auf dem Bauchnabel.
- Während Sie diese Handstellung beibehalten, gehen Sie alle oben beschriebenen Augenstellungen durch. Sie können sich auch auf diejenigen Positionen beschränken, bei denen Sie im ersten Schritt Probleme hatten.
- Wechseln Sie die Hände und führen Sie die Übung gegengleich durch. Dabei liegt jetzt die rechte Hand auf dem Bauchnabel und die linke Hand massiert die Punkte. Indem Sie jeweils eine Hand auf den Bauchnabel legen, aktivieren Sie zusätzlich die Energie in allen Meridianen.

Dritter Schritt:

- Wiederholen Sie den zweiten Schritt und kehren Sie dabei die Richtung der Augenbewegungen um: Beginnen Sie bei Punkt 9, gehen dann über 1 entgegen dem Uhrzeigersinn weiter zu 8, 7, 6, 5, 4, 3, 2 und enden wieder bei 9. Dadurch werden die Augen beweglicher und die Gehirnfunktionen werden verstärkt angeregt.
- Als Nächstes beschreiben Sie mit den Augen eine liegende Acht (siehe Abbildung). Dadurch regen Sie die Zusammenarbeit zwischen linker und rechter Gehirnhälfte an (vgl. Seite 65, Überkreuzbewegungen).

- Wechseln Sie auch hier die Hände.

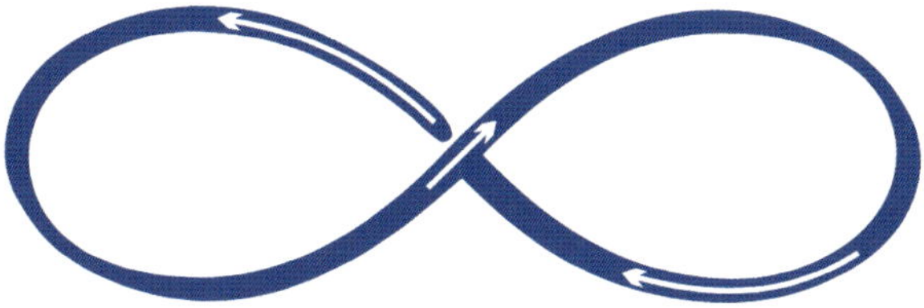

- Abschließend bewegen Sie die Augen im oberen, mittleren und unteren Bereich Ihres Sichtfeldes hin und her, während Sie weiterhin die Niere-27-Punkte massieren. Dies unterstützt die Augen beim Lesevorgang. Bewegen Sie die Augen nicht zu schnell, da es sonst manchmal zu Missempfindungen kommen kann (zum Beispiel: leichter Schwindel).
- Danach werden die Hände wieder gewechselt.

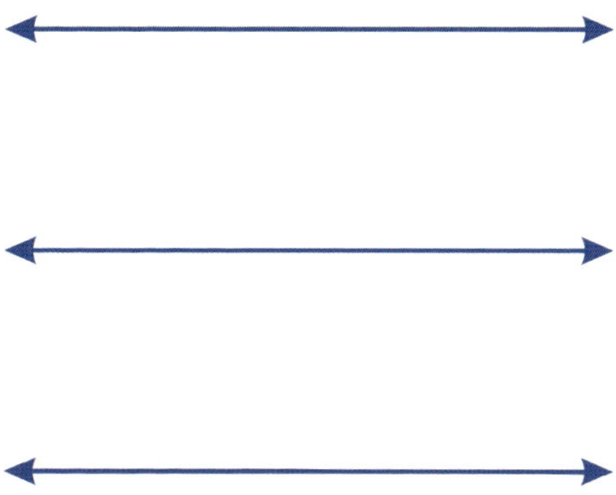

TIPP

Wenn man viel am Computer und im Nahbereich arbeitet, ist es sinnvoll die Augen zwischendurch immer wieder auch in die Ferne schweifen zu lassen. Bei der Übung »Augen einschalten« können Sie dies zusätzlich tun, indem Sie – während Sie die Niere-27-Punkte massieren – mit den Augen immer wieder vom Nah- in den Fernbereich und wieder zurück schauen.

Die Ohren ausstreichen

Die Übung »Ohren ausstreichen« ist eine einfache und schnelle Übung mit großer Wirkung. Sie können Sie immer wieder leicht in Ihren Tagesablauf integrieren.

Sie massieren hier eine ganze Reihe Akupunkturpunkte, die sich am Ohr befinden. Sie können sich Ihre Ohren wie ein kleines Abbild Ihres Körpers vorstellen. Dort sind zahlreiche wichtige Körperfunktionen repräsentiert. Dies macht sich auch die Ohrakupunktur zunutze, die am Ohr mehr als 400 Akupunkturpunkte kennt. Die Kinesiologie arbeitet zwar nicht mit Nadeln, aber schon das bloße Massieren dieser Punkte wirkt sich positiv auf zahlreiche Gehirn- und Körperfunktionen aus. Sie spüren sofort eine wohltuende, entspannende Wirkung.

Verbale Informationen besser aufnehmen

Die Ohren und die Nackenmuskulatur stehen in enger Verbindung. Vielleicht haben Sie schon bei sich selbst beobachtet, dass Sie den Kopf und damit die Ohren automatisch in eine bestimmte Position bringen, wenn Sie besonders aufmerksam zuhören möchten. Durch die Massage der Ohrmuscheln wird die Nackenmuskulatur entspannt. Deshalb lässt sich der Kopf nach einer solchen Massage oft weiter nach links und rechts drehen als vorher. Außerdem wird bei dieser Übung die *Formatio reticularis* im Gehirn aktiviert. Das ist eine Zone, die uns dabei hilft, unsere Aufmerksamkeit auf wichtige Töne und das gesprochene Wort zu lenken und störende Nebengeräusche auszublenden.

Die Ohrübung unterstützt uns auch dabei, den Sinn des Gesprochenen mit bildhaften Vorstellungen, Tonfall und Rhythmus des Gehörten besser verknüpfen zu können. Sie verbessert das Kurzzeitgedächtnis und die Fähigkeit zu abstraktem Denken, aktiviert den Gehörsinn und hat Einfluss auf das innere Ohr und den Gleichgewichtssinn.

Bei energetisch »abgeschalteten« Ohren haben wir Probleme, uns auf das gesprochene Wort zu konzentrieren. Dies kann sich auch in der sprichwörtlichen »langen Leitung« zeigen. Wir tun uns schwer damit, verbale Informationen aufzunehmen.

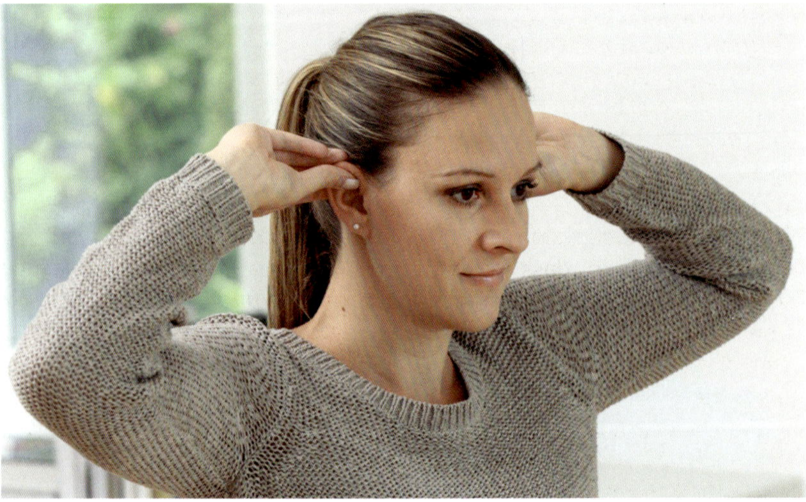

»Die Ohren ausstreichen« – einfach und effektiv

So führen Sie die Übung aus

- Nehmen Sie die rechte und die linke Ohrmuschel zwischen Daumen und Zeigefinger beider Hände.
- Dabei ziehen Sie die Ohrmuscheln sanft nach hinten und nach außen, als ob Sie die Ohren ausfalten oder glattziehen wollten.
- Arbeiten Sie sich vom oberen Rand der Ohren bis hinunter zu den Ohrläppchen und umgekehrt.
- Wiederholen Sie diese Übung mindestens drei Mal.
- Machen Sie die Ohrübung abwechselnd mit offenen und geschlossenen Augen.

Tipp

Eine Übungsvariante: Drehen Sie Ihren Kopf so weit wie möglich nach rechts und massieren Sie Ihr rechtes Ohr. Dann drehen Sie den Kopf so weit wie möglich nach links und massieren Ihr linkes Ohr.

Die Tageszeitbalance

Vielleicht haben Sie schon einmal bemerkt, dass sich manches Unwohlsein regelmäßig um eine bestimmte Uhrzeit bei Ihnen verstärkt. Die Ursache könnte ein Energieungleichgewicht in dem Meridian sein, der um diese Uhrzeit seine Maximalenergie hat.

Erinnern Sie sich: Die beidseitig, also in beiden Körperhälften verlaufenden 12 Meridiane erhalten jeweils zu einer bestimmten Tageszeit innerhalb des Energiekreislaufs die meiste Energie (siehe Abbildung Seite 18 und Tabelle Seite 45).

Während der Sommerzeit beginnt die Zeit der Maximalenergie bei jedem Meridian nach der Uhr eine Stunde später. Also liegt sie dann beim Dickdarmmeridian zwischen 6 und 8 Uhr, beim Magenmeridian zwischen 10 und 12 Uhr und so weiter.

Ein Beispiel: Angenommen, Sie bekommen eine Bronchitis. Ihr nächtlicher Hustenanfall kommt regelmäßig zwischen 3 und 5 Uhr (Winterzeit). Das liegt dann möglicherweise daran, dass in dieser Zeit der Lungenmeridian Maximalenergie hat. Ist der Energiefluss im Lungenmeridian gestört, verstärken sich Ihre Symptome. Es kann sich auch darin äußern, dass Sie immer zur Zeit der Maximalenergie des Lungenmeridians, also zwischen 3 und 5 Uhr, aufwachen, verstärkt schwitzen oder andere Symptome feststellen. Das kann auch ohne eine sichtbare Erkrankung passieren.

Tipp

Die Tageszeitbalance ist – wenn sie regelmäßig angewendet wird – unter anderem ein gutes Mittel gegen kalte Hände und Füße. Die Übung dauert nicht länger als 5 Minuten.

Ein anderes Beispiel: Viele Menschen haben morgens zwischen 6 und 8 Uhr (Sommerzeit) Stuhlgang. Das weist deutlich auf die Aktivität des Dickdarmmeridians um diese Zeit hin.

Maximalenergie löst Blockaden

Bei der Tageszeitbalance arbeiten wir mit dem Meridian, der von der Tageszeit her *zum jeweiligen Zeitpunkt* maximale Energie hat. Dadurch lösen wir mögliche Energieblockaden in allen 12 Meridianen auf.

Wir können uns die Maximalenergie wie eine Flutwelle vorstellen. Diese Welle kann auch Stauungen in den anderen Meridianen auflösen. Dabei spielt es keine Rolle, ob der Energiefluss in dem Meridian, den wir gerade bearbeiten, gestört ist oder nicht.

Mithilfe der Tageszeitbalance bringen Sie die Meridianenergie ins Gleichgewicht, der Energiefluss wird harmonisiert. Ein Zuviel oder Zuwenig an Energie in einzelnen Meridianen wird ausgeglichen. Nach der Übung werden Sie sich angenehm entspannt fühlen. Bei körperlicher und geistiger Erschöpfung bringt die Tageszeitbalance neue Frische. Den Schlaf kann sie allerdings nicht ersetzen!

Wichtige Hinweise

- Suchen Sie sich die Tageszeit aus, zu der Sie die Balance am besten durchführen können. Die Übung bietet sich vor allem morgens als Einstieg in den Tag an. Sie können sie aber jederzeit auch mittags oder abends machen oder mittags und abends wiederholen. Wenn Sie körperlich »angeschlagen« sind, ist es hilfreich, die Tageszeitbalance mehrmals am Tag anzuwenden. Sollten Sie sich eher auf der psychisch-emotionalen Ebene »geschwächt« fühlen, können Sie die Tageszeitbalance ebenfalls öfter anwenden; denken Sie während der Korrektur an das Thema, das Sie beschäftigt.
- Vor allem drei Meridiane bieten sich vom Tagesablauf her für die Tageszeitbalance an: Das sind der Dickdarmmeridian mit der Maximalenergie zwischen 5 und 7 Uhr während der Winterzeit und zwischen 6 und 8 Uhr in der Sommerzeit, der Herzmeridian mit der Maximalenergie zwischen 11 und 13 Uhr (Winterzeit) beziehungsweise 12 und 14 Uhr (Sommerzeit) sowie der Kreislauf-Sexus-Meridian von 19 bis 21 Uhr (Winterzeit) oder 20 bis 22 Uhr (Sommerzeit).

!

Wenn nicht anders angegeben, beziehen wir uns bei der Beschreibung dieser Übung immer auf die Winterzeit.

Die neurolymphatischen Punkte

Ähnlich wie bei den neurovaskulären Punkten entdeckte George Goodheart Zusammenhänge zwischen weiteren damals schon bekannten Reflexzonen, verschiedenen Muskeln und den Meridianen. Dieses Reflexsystem (die sogenannten Chapman-Reflexe) geht auf die Arbeit des Osteopathen Frank Chapman zu Beginn des 20. Jahrhunderts zurück.

Absender:

Name

Straße / Hausnr.

PLZ Ort

Land

Telefon

Telefax

E-Mail

Bitte ausreichend frankieren

Deutsche Post

ANTWORT

VAK Verlags GmbH
Eschbachstraße 5
79199 Kirchzarten
Deutschland

Zeit der Maximalenergie der Meridiane im Tagesverlauf		
Winterzeit		Sommerzeit
zwischen 5 und 7 Uhr:	Dickdarmmeridian	zwischen 6 und 8 Uhr
zwischen 7 und 9 Uhr:	Magenmeridian	zwischen 8 und 10 Uhr
zwischen 9 und 11 Uhr:	Milz-Pankreas-Meridian	zwischen 10 und 12 Uhr
zwischen 11 und 13 Uhr:	Herzmeridian	zwischen 12 und 14 Uhr
zwischen 13 und 15 Uhr:	Dünndarmmeridian	zwischen 14 und 16 Uhr
zwischen 15 und 17 Uhr:	Blasenmeridian	zwischen 16 und 18 Uhr
zwischen 17 und 19 Uhr:	Nierenmeridian	zwischen 18 und 20 Uhr
zwischen 19 und 21 Uhr:	Kreislauf-Sexus-Meridian	zwischen 20 und 22 Uhr
zwischen 21 und 23 Uhr:	Dreifacher-Erwärmer-Meridian	zwischen 22 und 24 Uhr
zwischen 23 und 1 Uhr:	Gallenblasenmeridian	zwischen 24 und 2 Uhr
zwischen 1 und 3 Uhr:	Lebermeridian	zwischen 2 und 4 Uhr
zwischen 3 und 5 Uhr:	Lungenmeridian	zwischen 4 und 6 Uhr

Diese Reflexzonen liegen zwar nicht direkt auf den Lymphgefäßen, jedoch wird über die Massage dieser Punkte das lymphatische System im Körper angeregt.

Das Lymphsystem hat viele Aufgaben; unter anderem ist es für die spezifische Körperabwehr, den Transport von Stoffwechselprodukten und für die Prägung von Lymphozyten (sie gehören zu den weißen Blutkörperchen oder Leukozyten) zuständig. Weil die zunehmende Umweltverschmutzung das lymphatische System stark belastet, spielt das Aktivieren dieser Punkte häufig eine wichtige Rolle, wenn man den Körper unterstützen und den Energiefluss anregen möchte.

Da diese Punkte über das Nervensystem (»neuro-«) eng mit dem lymphatischen System verbunden sind, wurden sie von George Goodheart als neurolymphatische Punkte oder Zonen bezeichnet. Die neurolymphatischen Punkte oder Zonen sind also bestimmte Bereiche auf der Vorder- und Rückseite des Körpers, die in der Nähe von Lymphbahnen

Die neurolymphatischen Punkte spielen in der Kinesiologie eine wichtige Rolle. Ihre Massage ist hier zwar Teil der Übung Tageszeitbalance, steht aber als einzelne wichtige Maßnahme, die bei vielen Beschwerden Linderung bringt, auch für sich allein. (Vgl. Seite 98)

liegen. Indem wir diese Reflexzonen massieren, lösen sich die Energieblockaden in den mit den neurolymphatischen Punkten in Verbindung stehenden Meridianen auf. Die »Müllabfuhr« des Organismus wird besser mit Energie versorgt und der Stoffwechsel kommt wieder in Schwung.

Die Abbildung auf der hinteren Umschlaginnenseite zeigt Ihnen, wie die neurolymphatischen Punkte und Zonen auf dem Körper verteilt sind. Beachten Sie bitte, dass ein Punkt, den Sie in dieser Darstellung *rechts* sehen, bei Ihnen auf der *linken* Körperhälfte liegt. Für manche Meridiane gibt es vorn und hinten *mehrere* Punkte; manche sind auf *einer* Körperseite nur *ein Mal* vorhanden. Zum Beispiel hat der Milz-Pankreas-Meridian vorn einen Punkt auf der linken Seite (Punkt 4 im Diagramm), hinten jedoch jeweils einen Punkt links und rechts von der Wirbelsäule.

Die neurovaskulären Punkte

Neurovaskuläre Punkte sind Reflexpunkte am Körper, die mit der Durchblutung in Zusammenhang stehen. Sie liegen in der Mehrzahl am Kopf (siehe Abbildung auf der hinteren Umschlaginnenseite). Berührt man sie, dann verbessert sich über die Stimulierung des Nervensystems die Durchblutung im Gehirn und in verschiedenen Organen. Auch der Energiefluss in den diesen Punkten zugehörigen Meridianen nimmt zu. Die neurovaskulären Punkte spielen in der Kinesiologie ebenfalls eine wichtige Rolle. Ihre Berührung ist hier zwar Teil der Übung Tageszeitbalance, steht aber als einzelne Übung (siehe Seite 101), die in vielen Bereichen eingesetzt werden kann, auch für sich alleine.

Falls Sie schon einen TfH-Kurs gemacht haben, können Sie statt der Tageszeitbalance mit Ihrem Partner auch eine TfH-Balance machen.

Aus der Übersicht auf der vorderen Umschlaginnenseite können Sie sehen, in welchen Fällen Sie mit den neurovaskulären Punkten arbeiten können. Halten Sie sich dabei bitte immer an die auf Seite 101 beschriebenen Regeln für das Berühren der neurovaskulären Punkte.

So führen Sie die Übung aus:

Schritt 1:

- Zuerst massieren Sie die neurolymphatischen Zonen des Zentralgefäßes auf der Vorderseite und der Rückseite des Körpers (die Zonen beziehungsweise Punkte mit der Nummer 1). Die vorderen Zonen verlaufen in der Abbildung vom äußersten Ende des Schlüsselbeins in

Richtung zur rechten beziehungsweise linken Achselhöhle. Massieren Sie diese Zonen nacheinander auf der linken und auf der rechten Körperseite.

- Auf der Körperrückseite liegen die neurolymphatischen Punkte des Zentralgefäßes rechts und links der Halswirbelsäule direkt unterhalb des Schädelknochens. Massieren Sie auch diese Punkte.
- Danach massieren Sie die neurolymphatischen Punkte des Gouverneursgefäßes auf der Brust. Sie liegen zwischen der zweiten und der dritten Rippe von oben. Sie finden diese Punkte mit der Nummer 2 circa vier Finger breit links und rechts vom Brustbein entfernt.
- Dann kommen die hinteren Punkte (Nr. 2) des Gouverneursgefäßes an die Reihe. Sie liegen zwischen dem zweiten und dritten Dornfortsatz der Brustwirbelsäule. Die Dornfortsätze sind Höcker, die Sie spüren können, wenn Sie auf der Wirbelsäule entlangstreichen. Sie finden den Beginn der Brustwirbelsäule, indem Sie das Kinn auf die Brust legen; fassen Sie dann mit Ihrer Hand an Ihr Nackenende. Der dort deutlich hervortretende Wirbelfortsatz ist der siebte Halswirbel und damit das Ende Ihrer Halswirbelsäule. Die darunter spürbaren weiteren Wirbelfortsätze gehören bereits zur Brustwirbelsäule. Tasten Sie vom Ende der Halswirbelsäule ausgehend die nächsten drei Höcker der Brustwirbelsäule. Gehen Sie dann auf die Stellen links und rechts der Brustwirbelsäule, zwischen Ihrem zweiten und dritten Höcker. Massieren Sie dort die beiden Punkte Nr. 2. Massieren Sie also nicht direkt auf der Wirbelsäule, sondern etwas links und rechts davon.
- Alle Punkte massieren Sie jeweils circa 30 Sekunden lang.

Schritt 2:

- Lesen Sie auf Ihrer Uhr die Tageszeit ab. Suchen Sie mithilfe der Maximalenergie-Tabelle der Meridiane auf Seite 45 den aktuell jeweils aktivsten Meridian aus. Beachten Sie dabei, ob gerade die Winter- oder die Sommerzeit gelten.
- Haben Sie den aktiven Meridian gefunden, massieren Sie dessen neurolymphatische Punkte auf der Vorderseite und der Rückseite des Körpers.

Schritt 3:

- Suchen Sie in der Abbildung auf der hinteren Umschlaginnenseite die neurovaskulären Punkte, die zu Ihrem aktuellen Meridian gehören, und berühren Sie diese circa 30 Sekunden lang.

TIPP

Sollten Sie bei bestimmten neurolymphatischen Punkten im Rücken Probleme haben, können Sie zwei Tennisbälle in eine Socke stecken und diese zuknoten. Stellen Sie sich dann mit dem Rücken zur Wand. Legen Sie die Socke in der Höhe, die Sie massieren möchten, zwischen sich und die Wand. Dann bewegen Sie sich auf und ab ...

- Achten Sie darauf, dass Sie die neurovaskulären Punkte nur *berühren* – massieren oder drücken Sie bitte nicht!

Schritt 4:

- Im letzten Schritt der Übung fahren Sie mit der rechten oder linken Hand nacheinander auf beiden Körperseiten an dem aktiven Meridian entlang. Tun Sie dies insgesamt drei Mal. Sie können die Meridiane entweder mit Körperberührung oder im Abstand von circa 5 Zentimetern zum Körper abfahren.
- Beachten Sie dabei immer, ob die Meridiane von oben nach unten oder von unten nach oben verlaufen, und folgen Sie den entsprechenden Pfeilen (siehe Seite 50 ff.).
- Vergessen Sie nicht, jeden Meridian auf *beiden* Körperseiten zu aktivieren. Falls es sein Verlauf erlaubt, können Sie beide Stränge des Meridians auch mit beiden Händen gleichzeitig abfahren. Dabei übernimmt jede Hand jeweils einen Strang des Meridians. Das geht grundsätzlich bei allen Meridianen, die nicht über die Arme führen.

Manche Meridiane – zum Beispiel den Blasen- oder den Dünndarmmeridian – kann man schlecht mit der Hand erreichen, weil beide auch auf dem Rücken verlaufen. Entweder Sie wählen dann eine andere Tageszeit für die Balance und arbeiten mit einem leichter erreichbaren Meridian oder Sie fragen einen Partner, ob er Ihnen bei der Übung behilflich ist. Wenn Sie keinen Partner zur Verfügung haben und trotzdem die Tageszeitbalance zu diesem Meridian machen möchten, können Sie auch den Meridian, so weit Sie an ihn herankommen, abfahren und abschließend für circa 30 Sekunden die Anfangs- und Endpunkte des Meridians halten.

Schnelle Tageszeitbalance

Wenn Sie die Tageszeitbalance immer um dieselbe Tageszeit machen, brauchen Sie sich nicht jedes Mal auf einen anderen Meridian einzustellen. Sie werden sich dann die jeweiligen neurolymphatischen und neurovaskulären Reflexpunkte einprägen und die Übung geht viel schneller. Bekanntlich können Sie ja mit jedem Meridian, der gerade Maximalenergie hat, die Energie in den anderen Meridianen in Balance bringen.

Meridianmassage und Meridiandusche

Bei den nachfolgenden zwei Übungen »fahren« die Hände auf der Körperoberfläche von den Anfangs- zu den Endpunkten der einzelnen Energiebahnen. Dadurch werden Energieblockaden aufgelöst.

Die Meridianmassage

Mithilfe der Meridianmassage steigern Sie Ihr körperlich-seelisches Wohlbefinden. Die Meridianmassage ist eine ideale Partnerübung. Verwöhnen Sie sich gegenseitig mit dieser Übung! Es sollten immer zuerst alle Meridiane massiert sein, bevor die Rollen getauscht werden.

Diese ausführliche Meridianmassage können Sie auch mit größeren Kindern machen. Dazu sollten Sie den Verlauf der einzelnen Meridiane schon etwas besser kennen, damit die Übung nicht zu lange dauert und Ihr Kind nicht die Geduld verliert.

! **Wenn Sie die Meridianmassage mit *kleineren* Kindern machen möchten, lassen Sie Ihre Hände zu »Dampfloks« werden, die von verschiedenen Gleisen aus in eine bestimmte Richtung fahren. Kinder lieben es, wenn zusätzlich zu dem Abstreichen der Meridiane vom Anfangs- zum Endpunkt Geräusche oder Töne hinzukommen, und machen dann bei der Übung auch gerne mit.**

So führen Sie die Übung aus

- Gehen Sie die 12 Hauptmeridiane sowie das Zentral- und das Gouverneursgefäß entsprechend den Abbildungen (siehe Seite 50 ff.) hintereinander durch. Sie brauchen dafür am Anfang ungefähr 30 Minuten. Je mehr Übung Sie haben, desto schneller geht's.
- Die auf der linken und der rechten Körperseite gegengleich verlaufenden Energiebahnen können Sie, wenn Sie möchten, mit beiden Händen gleichzeitig nachfahren.
- Wenn Sie die Übung bei sich selbst anwenden, ist das *gleichzeitige* Nachfahren beim Herz-, Dünndarm-, Kreislauf-Sexus-, Dreifacher-Erwärmer-, Lungen- und Dickdarmmeridian nicht möglich, denn diese verlaufen auf den Armen. Benutzen Sie bei diesen sechs Meridianen für die rechte Körperseite die linke Hand und für die linke Körperseite die rechte Hand. Auch beim Blasenmeridian können Sie nur eine Seite nach der anderen entlangfahren, da dieser Meridian am Rücken zwei Stränge pro Seite hat.
- Beachten Sie beim Nachfahren mit den Händen bitte, ob ein Meridian von unten nach oben oder von oben nach unten verläuft, und folgen Sie den Linien in den einzelnen Abbildungen. Der hier angegebene Verlauf der Meridiane orientiert sich am Touch-for-Health-System und ist vereinfacht dargestellt.
- Fahren Sie jeden Meridian von Anfang bis Ende einmal ab. Wenn Sie genügend Zeit haben, wiederholen Sie den gesamten Ablauf.
- Sie können beim Entlangfahren die Haut berühren oder einen Abstand von circa 5 Zentimetern einhalten. Kleidung stört nicht.

! **Bei der Übung Meridianmassage massieren Sie die Meridiane in der Reihenfolge, in der sie auf dem Meridianrad erscheinen. Massieren Sie nicht nur einzelne Meridiane, sondern immer alle 14.**

Die Meridianverläufe

Die nachfolgende Beschreibung der Verlaufslinien der Meridiane bietet Ihnen – zusätzlich zu den Abbildungen – eine Orientierung, die Ihnen beim Ausführen der Übungen hilft.

Eine Störung des Zentralgefäßes kann sich in vielen körperlichen Symptomen zeigen, zum Beispiel bei Erkrankungen im Mund-, Rachen- und Kehlkopfbereich, bei Menstruationsstörungen oder Kreislaufproblemen.

Zentralgefäß

Fahren Sie von der Mitte des Schambeins mit der linken oder rechten Hand auf der Körpermittellinie gerade nach oben, bis Sie unterhalb der Unterlippe am Endpunkt des Zentralgefäßes ankommen.

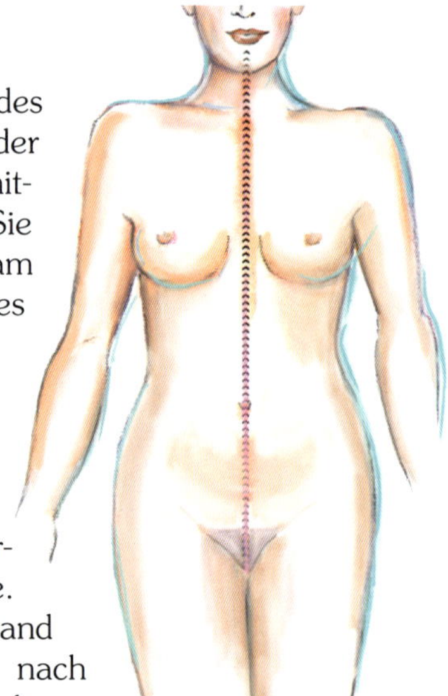

Gouverneursgefäß

Der Anfangspunkt des Gouverneursgefäßes liegt an der Steißbeinspitze. Fahren Sie mit der rechten oder linken Hand von da aus entlang der Körpermittellinie nach oben, über den Kopf nach vorn, bis zum oberen Rand der Oberlippe. Etwas oberhalb dieses Punktes auf dem Gouverneursgefäß liegt der Akupunkturpunkt (Gouverneursgefäß 26), den man bei Ohnmacht oder in Schocksituationen kräftig mit dem Fingernagel drücken kann. Möglicherweise kommt der Betroffene dann schnell wieder zu sich. (Bitte dennoch einen Arzt zu Rate ziehen!)

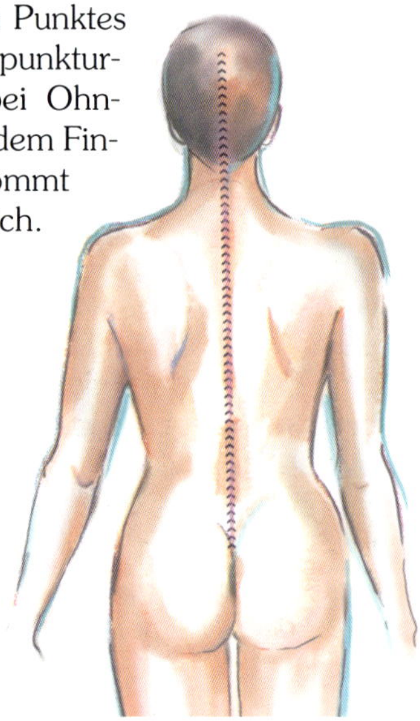

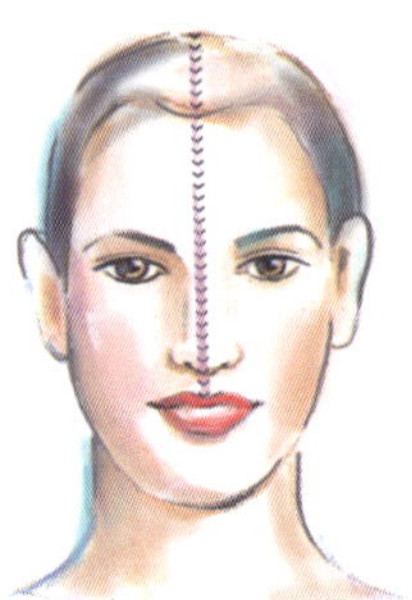

Das Gouverneursgefäß kann in Zusammenhang stehen mit Rückenbeschwerden, Kopf-, Augen- und Zahnschmerzen.

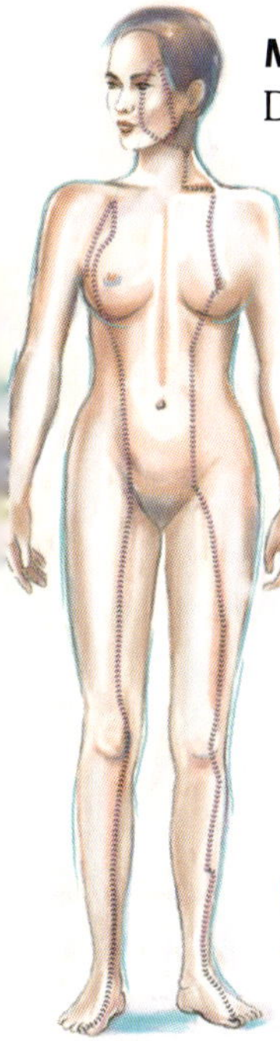

Magenmeridian

Der Magenmeridian verläuft auf beiden Körperseiten. Sein Anfangspunkt liegt am unteren Rand der Augenhöhle, unterhalb der Mitte des Auges.

Dort starten Sie und fahren nach unten über das Kinn und von dort wieder nach oben über die Schläfen bis zur Stirn. Dann streichen Sie entlang einer Linie nach unten, über die Augen und weiter über den Hals-, Brust- und Bauchbereich und die Beine hinunter. [Hinweis zu den Illustrationen: Wo diese vielleicht nicht ganz mit dem Text übereinzustimmen scheinen, halten Sie sich an den Wortlaut des Textes – dieser ist hier maßgebend. Anmerkung des Verlags]

Magen- und Milz-Pankreas-Meridian werden hier beide an *einer* Figur dargestellt. Natürlich verlaufen sie ebenso wie die anderen beidseitigen Meridiane symmetrisch auf beiden Körperseiten.

Ab dem Ende des Brustkorbs führt die Linie in Richtung Bauchnabel. Fahren Sie von dort in einer geraden Linie zum oberen Schambeinrand und gehen Sie da wieder etwas nach außen über die Leiste, fahren weiter nach unten, entlang der Vorderseite des Oberschenkels, aber nicht genau in der Mitte, sondern etwas links beziehungsweise rechts davon.

Etwas unterhalb der Mitte des Unterschenkels beschreiben Sie eine kleine Zacke nach oben und außen und fahren weiter zum äußeren Nagelfalzwinkel des zweiten Zehs. Das ist der Endpunkt des Magenmeridians.

Milz-Pankreas-Meridian

Der Milz-Pankreas-Meridian verläuft auf beiden Körperseiten über das Bein und den Oberkörper. Sein Anfangspunkt liegt an dem Nagelfalzwinkel der Großzehe, der zur Körpermitte weist. Dort beginnen Sie und fahren am Innenrand des Fußes entlang über den Knöchel an der Beininnenseite nach oben.

Ab dem Unterleib halten Sie sich circa fünf Fingerbreit rechts und links von der Körpermitte entfernt und fahren in einer geraden Linie über den Bauch bis zum unteren Rand des Brustkorbs.

Ändern Sie hier die Richtung leicht nach außen und fahren Sie über die Brust zum Schultergelenk, bis direkt unter die zweite Rippe von oben und von da wieder nach unten

Augenerkrankungen, Magen-Darm-Verstimmungen, ein nervöser Reizmagen, Verstopfung und Irritationen im vegetativen Nervensystem gehören zu möglichen Störungen innerhalb des Funktionskreises des Magenmeridians. (Wie sich Störungen im Funktionskreis des Milz-Pankreas-Meridians zeigen, können Sie auf Seite 16 f. nachlesen.)

auf die Außenseite des Brustkorbs, bis unter die sechste Rippe. Hier liegt der Endpunkt des Milz-Pankreas-Meridians.

Diesen Punkt können Sie exakt lokalisieren, indem Sie die Strecke von Ihrer Achselhöhle zur Ellenbeuge bei seitlich herabhängendem Arm halbieren und von da aus auf Ihren seitlichen Brustkorb gehen.

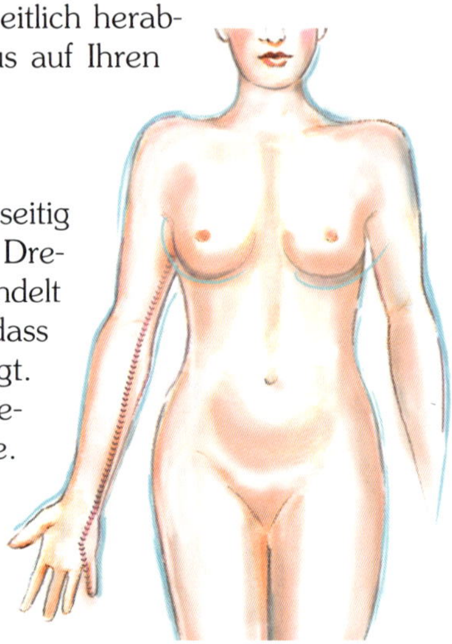

!

Unruhe, Schlafstörungen, Herzklopfen, Herzschmerzen oder Schmerzen in Schulter- und Ellenbogengelenk gehören zu den möglichen Störungen innerhalb des Funktionskreises des Herzmeridians.

Herzmeridian

Der Herzmeridian verläuft beidseitig an den Innenseiten der Arme. Drehen Sie den Arm, der behandelt werden soll, dabei jeweils so, dass die Handfläche nach vorn zeigt. Der Anfangspunkt des Herzmeridians liegt in der Achselhöhle. Von dort fahren Sie auf der Innenseite des Arms zum Nagelfalzwinkel des Kleinfingers (auf der Seite, die zum Ringfinger zeigt).

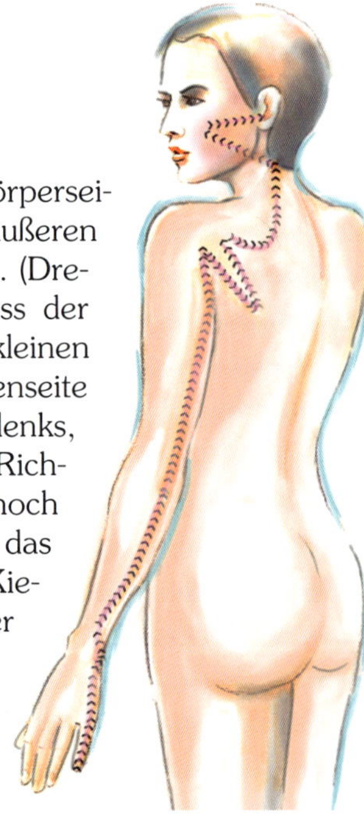

!

Ohrprobleme oder Beschwerden im Meridianverlauf, zum Beispiel an Schultern, Ellbogen oder Handgelenken, können auf Störungen des Dünndarmmeridians hinweisen.

Dünndarmmeridian

Der Dünndarmmeridian verläuft auf beiden Körperseiten. Sein Anfangspunkt liegt am äußeren Nagelfalzwinkel des kleinen Fingers. (Drehen Sie Ihre Hand jeweils so, dass der Handrücken nach vorn zeigt.) Vom kleinen Finger fahren Sie über die Armaußenseite bis zur Hinterseite des Schultergelenks, fahren eine Zacke nach unten in Richtung Schulterblatt, gehen wieder hoch und weiter über den Nacken und das Gesicht bis zu der Stelle zwischen Kiefergelenk und Ohr. Dort liegt der Endpunkt des Meridians.

Blasenmeridian

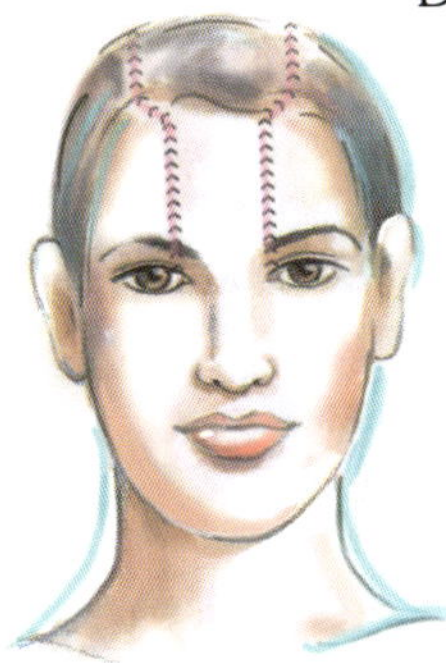

Der Blasenmeridian verläuft auf beiden Körperseiten und teilt sich auf dem Rücken in jeweils zwei Äste, die links und rechts von der Wirbelsäule verlaufen.

Fahren Sie zuerst den rechten und danach den linken Meridian entlang. Beginnen Sie am Anfangspunkt – dem inneren Augenwinkel des *rechten* Auges – und fahren Sie über den Kopf bis zur Wirbelsäule. Dort treffen sich die Äste des Blasenmeridians. Wir bearbeiten zuerst den Ast, der direkt neben der Wirbelsäule verläuft. Fahren Sie auf ihm bis zum Kreuzbein, dann fahren Sie eine Zacke nach oben und setzen die Linie in einem leichten Bogen über das Gesäß fort. Am unteren Rand des Gesäßes treffen sich die beiden Äste des Blasenmeridians. Fahren Sie von dort aus weiter nach unten, am hinteren Oberschenkel entlang, mit einer kleinen Zacke zur Kniekehlenmitte. Weiter geht es über die Wade, unter dem Außenknöchel vorbei bis zur Außenseite des kleinen Zehs.

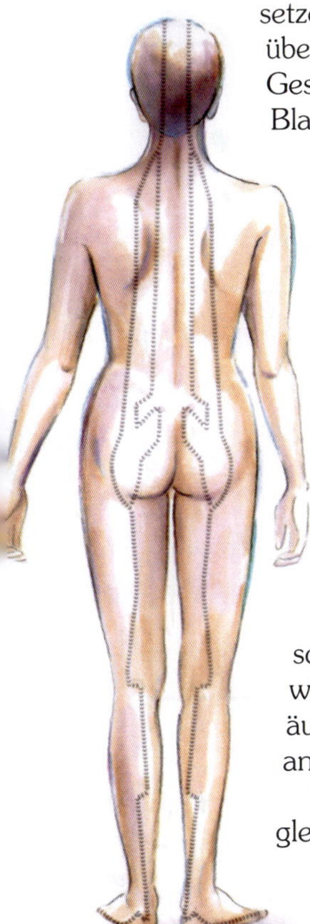

Jetzt fahren Sie den zweiten Ast des Blasenmeridians entlang. Beschreiben Sie die Linie bis zum Ende des Kreuzbeins und fahren Sie von dort in einem kleinen Bogen zur Mitte der Gesäßfalte, an der Rückseite des Oberschenkels. Dort treffen sich Ast 1 und 2. Setzen Sie dann die Linie wie bei Ast 1 beschrieben über den hinteren Oberschenkel, über Wade und Fuß fort, bis Sie wieder am Endpunkt des Meridians, dem äußeren Nagelfalzwinkel des kleinen Zehs, angelangt sind.

Führen Sie die Übung danach gegengleich durch und beginnen am inneren Augenwinkel des *linken* Auges.

!

Erkrankungen, die durch Kälte entstanden sind oder verschlimmert werden, zum Beispiel Kieferhöhlenentzündungen, und außerdem Kopfschmerzen oder urologische Beschwerden gehören zu den möglichen Störungen innerhalb des Funktionskreises des Blasenmeridians.

!

Auf dem inneren Ast des Blasenmeridians am Rücken liegen wichtige Akupunkturpunkte, die in Verbindung mit den anderen Hauptmeridianen stehen.

Die Niere ist ein Ausscheidungsorgan und hilft beim Aufrechterhalten des Gleichgewichts im Mineralstoffwechsel. Störungen im Funktionskreis des Nierenmeridians können sich in Form von gynäkologischen Erkrankungen oder als Schreckhaftigkeit, Ängstlichkeit sowie im Meridianverlauf (Sprung- und Kniegelenk) zeigen.

Nierenmeridian

Der Nierenmeridian verläuft auf beiden Körperseiten und beginnt in der Mitte der Fußballen. Sie erreichen diese Stelle, indem Sie sich auf die Außenkante Ihrer Füße stellen.

Fahren Sie von der Mitte des Fußballens schräg hoch auf die Innenseite des Beins. Beschreiben Sie hinter dem Innenknöchel einen Kreis. Über der Knöchelspitze fahren Sie zuerst zum vorderen Rand der Achillessehne, dann weiter in einer Zacke zur Schienbein-Innenseite. Streichen Sie auf der Innenseite der Beine nach oben über Schambein, Bauch und Brustkorb bis zum Endpunkt des Nierenmeridians direkt unterhalb des Schlüsselbeins.

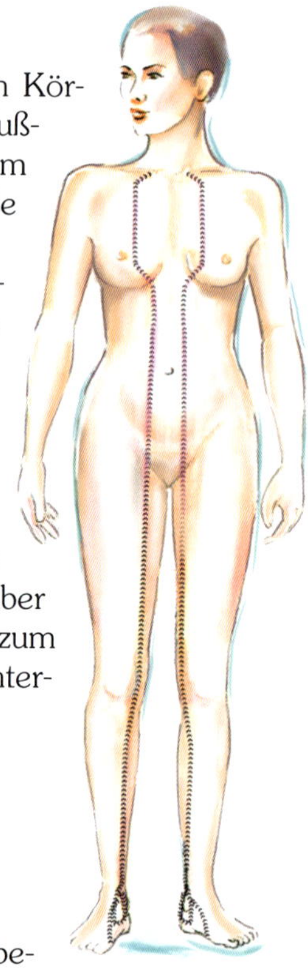

Kreislauf-Sexus-Meridian

Dieser Meridian (der auch als »Perikardmeridian« bezeichnet wird) verläuft beidseitig von der Körpermitte weg über die Innenseiten der Arme zu den Händen.

Der Anfangspunkt des Kreislauf-Sexus-Meridians liegt ungefähr eine Daumenbreite seitlich der Brustwarze (zwischen der vierten und fünften Rippe). Fahren Sie von dort aus nach oben Richtung Schulter, weiter über den Oberarm. Drehen Sie Ihren Arm so, dass die Handinnenfläche nach vorn zeigt. Streichen Sie weiter über den Unterarm bis zum Endpunkt dieses Meridians am zeigefingerwärts liegenden Nagelfalzwinkel des Mittelfingers.

Störungen im Funktionskreis des Kreislauf-Sexus-Meridians können sich in Form von innerer Unruhe, Nervosität, Schlafstörungen oder depressiven Verstimmungen zeigen.

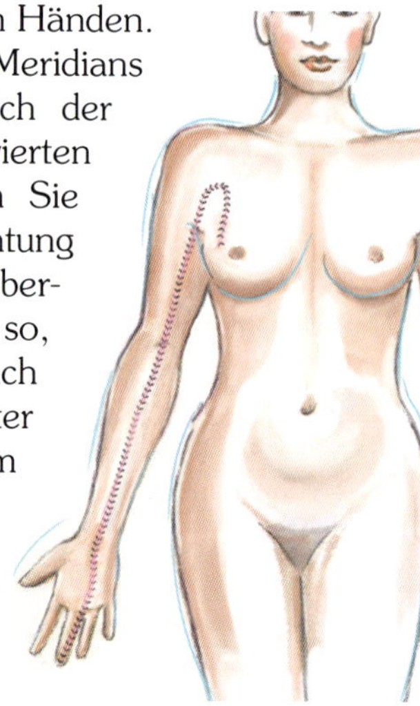

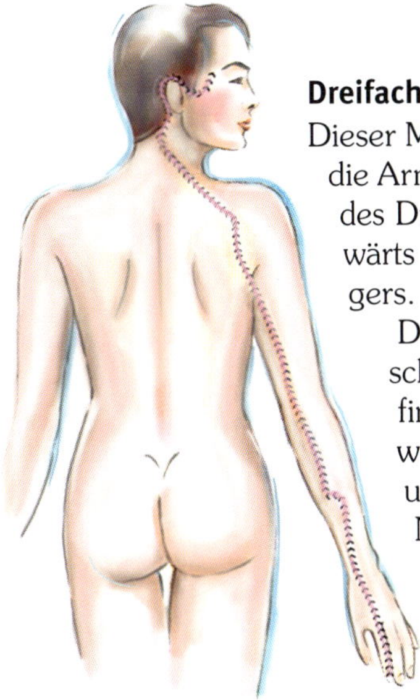

Dreifacher-Erwärmer-Meridian

Dieser Meridian verläuft auf beiden Körperseiten über die Armaußenseiten zum Gesicht. Der Anfangspunkt des Dreifacher-Erwärmer-Meridians liegt kleinfingerwärts am Nagelfalzwinkel des Ringfingers.

Dort beginnen Sie und fahren zwischen kleinem Finger und Ringfinger über den Handrücken und weiter über Handgelenk, Ellbogen und Oberarm, Schultergelenk, Nackenbereich und hinter der Ohrmuschel entlang zum äußeren Augenbrauenrand. Hier liegt der Endpunkt des Dreifacher-Erwärmer-Meridians. Wechseln Sie dann den Arm.

!

Der Dreifacher-Erwärmer-Meridian steht in Beziehung zur Regulation des gesamten »Säfteumlaufs« im Körper. Er steht auch in Verbindung mit Augen, Ohren und dem endokrinen System (Drüsen).

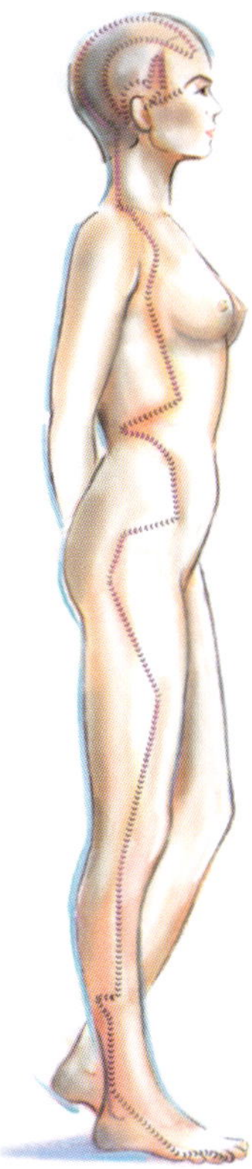

Gallenblasenmeridian

Dieser Meridian verläuft auf beiden Körperseiten und beginnt direkt am äußeren Augenwinkel.

Fahren Sie von dort zum Ohr, dann zum Schläfenbein, wieder zurück zum Ohransatz, um die Ohrmuschel herum bis zum Warzenfortsatz, dem spürbaren Knochen direkt hinter dem Ohrläppchen. Streichen Sie weiter zur Stirn, dann zum Hinterkopf, bis zum Schulterbereich. Greifen Sie mit den Händen um und gehen Sie weiter über die Körperseite nach unten. Beschreiben Sie in der Mitte des Unterschenkels eine waagrechte Zacke; gehen Sie dann zum Nagelfalzwinkel des vierten Zehs (kleinzehwärts).

!

Zugluftabhängige Beschwerden, Wut, Zorn (»die Galle läuft über«) sind typische Hinweise auf Störungen im Funktionskreis des Gallenblasenmeridians.

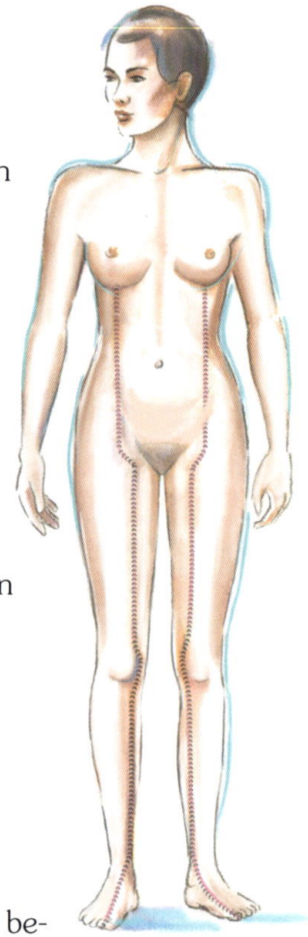

Lebermeridian

Der Lebermeridian verläuft auf beiden Körperseiten über die Beine zum Brustkorb. Sein Anfangspunkt ist der äußere Nagelfalzwinkel des großen Zehs, der zum zweiten Zeh hinzeigt.

Von dort streichen Sie über den Fußrücken am inneren Rand des Fußknöchels vorbei auf der Beininnenseite nach oben bis zur Taille (Ende der 11. Rippe). Dort fahren Sie zur Brustmitte und kommen zum Endpunkt des Lebermeridians (zwischen der 6. und 7. Rippe).

!

Hautprobleme, Stoffwechselstörungen, Probleme mit den Sehnen oder Ärger (»eine Laus über die Leber gelaufen«) können auf ein Störung im Lebermeridian hinweisen.

Lungenmeridian

Der Lungenmeridian verläuft über beide Arme. Sie beginnen auf der rechten Körperseite und finden den Anfangspunkt des Lungenmeridians eine Daumenbreite unter dem Schlüsselbein, direkt neben dem Schultergelenk. Drehen Sie den rechten Arm so, dass die Handinnenfläche nach vorn zeigt. Fahren Sie mit der linken Hand über Schultergelenk, Arm und Handgelenk bis zum Daumen. Dort enden Sie am äußeren Nagelfalzwinkel (also nicht auf der Seite, die zum Zeigefinger hinzeigt). Gehen Sie dann zur linken Körperseite über.

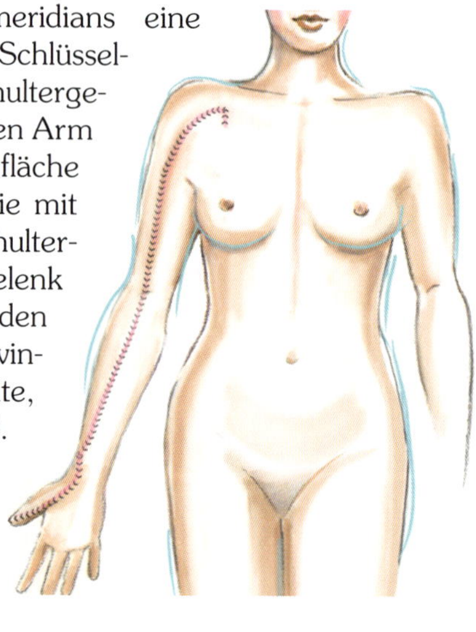

!

Zum Funktionskreis des Lungenmeridians gehören Atmung, Haut und Haare. Auf der emotionalen Ebene können sich Gefühle wie Kummer, Besorgnis, Traurigkeit oder übertriebenes Selbstmitleid als Störung in diesem Funktionskreis äußern.

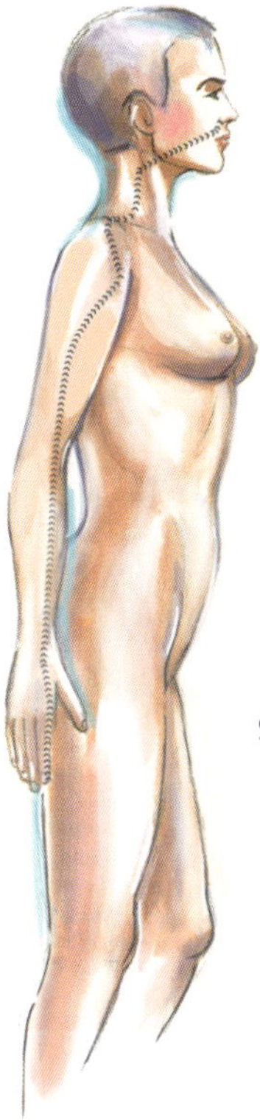

Dickdarmmeridian

Dieser Meridian verläuft beidseitig über die Arme zum Gesicht. Fahren Sie wieder beide Stränge einzeln ab. Sie beginnen an dem Nagelfalzwinkel des Zeigefingers, der zum Daumen hinzeigt. Fahren Sie über den Arm zur Schulter, über den Hals am Mundwinkel vorbei, und enden Sie in Höhe des Nasenflügels.

Störungen im Funktionskreis des Dickdarmmeridians können sich im Bereich der Nasennebenhöhlen, als Kopf- oder Zahnschmerzen oder als Darmstörungen zeigen.

*

Sie haben nun alle 14 Meridiane abgefahren. Damit Sie sich die einzelnen Verläufe einprägen, empfiehlt es sich, das Abfahren jeweils ein oder zwei Mal zu wiederholen.

Die Meridiandusche

Bei der Meridiandusche müssen Sie nicht jeden der 14 Meridiane einzeln nachfahren: Sie führen Ihre Hände so über den Körper, dass Sie gleichzeitig mehrere Meridiane erreichen.

Die Meridiandusche ist zwar nicht ganz so wirkungsvoll wie die gezielte Bearbeitung der einzelnen Meridiane bei der Meridianmassage; dafür lässt sie sich aber auch mal schnell zwischendurch einschieben und Sie können sie gut allein durchführen.

So führen Sie die Übung aus

Erster Schritt:

1 Zuerst behandeln Sie die Arme. Sie beginnen mit dem rechten Arm. Drehen Sie ihn so, dass die Handinnenfläche nach oben zeigt.

- Ihre linke Hand setzt jetzt in der Vertiefung unterhalb des rechten Schultergelenks auf der Körpervorderseite an und fährt über das Schultergelenk zum Oberarm.
- Von dort streichen Sie mit der ganzen Hand auf der Arminnenseite nach unten in Richtung der Finger. Dabei führen Sie Ihre Hand quer zum Arm und spreizen die Finger leicht ab. Enden Sie bei den Fingerspitzen.

2 Jetzt drehen Sie Ihren Arm so, dass die Handinnenfläche wieder nach unten zeigt, und fahren von den Fingerspitzen ausgehend nach oben bis zur Schulter und von dort über die Seite des Halses zum Gesicht. Spreizen Sie dabei Ihre Finger wieder leicht. Dadurch erreichen Sie mit Ihren Fingerspitzen verschiedene Endpunkte einzelner Meridiane im Gesicht.

1

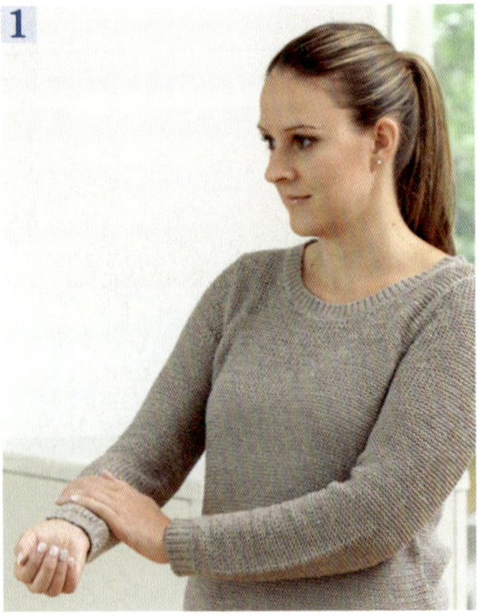

2

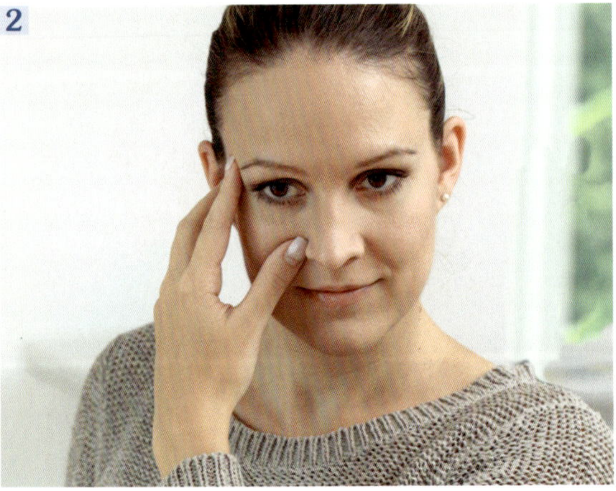

- Jetzt bearbeiten Sie die andere Körperseite und beginnen in der Vertiefung unterhalb der linken Schulter. Sie streichen also mit der rechten Hand über das Schultergelenk und den Oberarm.
- Dann gehen Sie auf der Arminnenseite nach unten und enden bei den Fingerkuppen.

Drehen Sie den Arm danach wieder so, dass die Handinnenfläche zum Boden zeigt, und fahren Sie ausgehend von den Fingerspitzen über Handrücken, Unterarm, Ellbogenbereich, über die Schulter, den seitlichen Hals zum Gesicht. Die gespreizten Finger liegen jetzt gegengleich auf den einzelnen Endpunkten.

Mehr Spaß und Entspannung bringt die Übung, wenn Sie sich von einem Partner die Meridiane ausstreichen lassen.

Zweiter Schritt:

3 Beim zweiten Teil der Meridiandusche starten wir im Gesicht. Jetzt können Sie auch mit beiden Händen gleichzeitig arbeiten.

- Legen Sie Ihre Daumen auf die äußeren Augenwinkel. Klein-, Ring- und Mittelfinger legen Sie übereinander in den inneren Augenwinkel. In dieser Fingerstellung fahren die Hände über die Augen Richtung Stirn, dann über den Ober-und Hinterkopfbereich und den Nacken.

4 Setzen Sie hier ab und greifen Sie mit den Händen um: Setzen Sie beide Hände auf den Rücken, so weit oben wie möglich, und fahren Sie mit leicht gespreizten Fingern links und rechts entlang der Wirbelsäule nach unten.

3
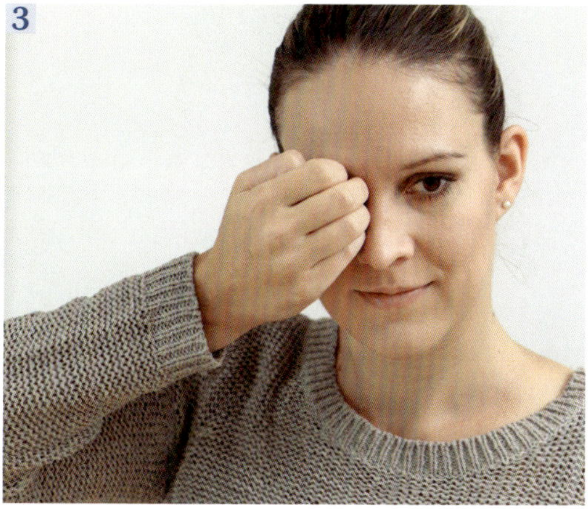

4
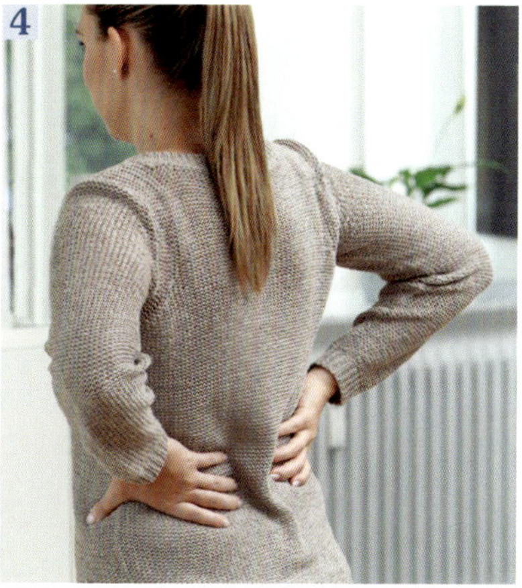

TIPP

Zwei Fliegen mit einer Klappe schlagen: Machen Sie diese Übung morgens oder abends unter der Dusche!

- Fahren Sie über das Gesäß und weiter an den Außenseiten der Oberschenkel und der Waden nach unten bis zu den Zehen. Sie »landen« jetzt an den kleinen Zehen, den Endpunkten des Blasenmeridians, und berühren dabei auch die vierten Zehen, also die Endpunkte des Gallenblasenmeridians.

5

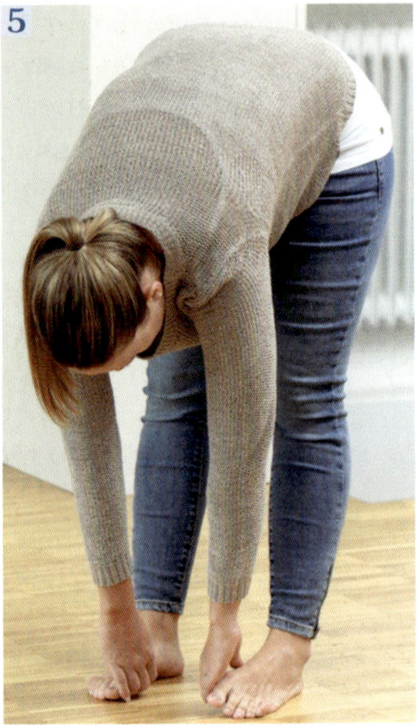

Dritter Schritt:

5 Im dritten und letzten Abschnitt der Meridiandusche verlagern Sie Ihr Gewicht auf die Außenseite der Füße. Starten Sie an den Füßen in der Mitte der Fußballen – hier liegen die Anfangspunkte des Nierenmeridians – und fahren Sie mit beiden Händen weiter entlang der Innenseite der Beine nach oben, vorbei an den Kniekehlen, den Oberschenkelinnenseiten und dem Bauch.

- Beenden Sie diese Bewegung unterhalb der Schlüsselbeine an den Endpunkten des Nierenmeridians, links und rechts vom Brustbein. Halten Sie sich dabei am Oberkörper jeweils eine Daumenbreite von der Körpermittellinie entfernt.
- Wiederholen Sie die Schritte 1 bis 3 drei oder vier Mal.

Nagelmassage

Die Nagelmassage ist eine Übung, mit deren Hilfe Sie die Meridianenergie schnell und unkompliziert anregen können. Ihre Wirkung ist weniger intensiv als die der Meridianmassage, aber dafür lässt sie sich schneller durchführen.

Entspannung und Beruhigung

Bei dieser Übung machen wir uns die Tatsache zunutze, dass alle 12 Hauptmeridiane an den Nagelfalzwinkeln der Finger- beziehungsweise Zehennägel beginnen oder enden. Indem wir die Nagelfalzwinkel massieren, erreichen wir indirekt auch die Anfangs- oder Endpunkte der

Meridiane und bringen die Energie dort wieder zum Fließen. Zwar liegen nicht an jedem Finger auf beiden Seiten des Nagels Meridianpunkte, aber wir massieren immer beidseitig, weil es die Übung einfacher und angenehmer macht.

Massieren Sie sich selbst oder bitten Sie Ihren Partner oder Ihre Partnerin darum, Ihnen diese Massage zu geben.

Mithilfe der Nagelmassage können nicht nur Erwachsene wieder schnell auftanken. Die Massage ist auch für Babys und Kleinkinder geeignet. Sie wirkt entspannend und beruhigt auch zappelige Kinder.

TIPP

Die Nagelmassage können Sie auch mit Ihrem Baby gut machen, wenn es in Ihrem Schoß oder auf dem Wickeltisch liegt.

So führen Sie die Übung aus

- Derjenige, der massiert wird, sitzt oder liegt bequem auf einem Bett oder einer anderen Unterlage. Setzen oder knien Sie sich daneben und beginnen Sie mit der Massage an den Händen.
- Nehmen Sie die rechte oder linke Hand Ihres Partners oder Ihres Kindes in Ihre Hände und massieren Sie mit leichtem Druck – am besten mit Daumen und Zeigefinger – den inneren und gleichzeitig den äußeren Nagelfalzwinkel an jedem Finger Ihres Gegenübers.

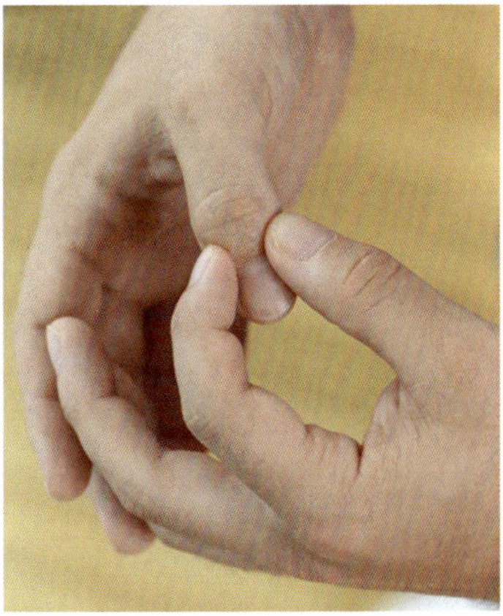

- Beginnen Sie mit den beiden Nagelfalzwinkeln des Daumens und massieren Sie dann nacheinander die Nägel der übrigen Finger.
- Dann nehmen Sie die andere Hand und massieren dort in gleicher Weise.
- Danach gehen Sie nacheinander die Nagelfalzwinkel aller Zehen durch.
- Wenn Sie die Massage für sich alleine machen, massieren Sie zuerst die eine, dann die andere Hand und anschließend, wie bei der Partnermassage, Ihre Fußnägel.

Die emotionale Stabilität stärken

Vielleicht kennen Sie das: An manchen Tagen kommt es »knüppeldick«. Sie sind »schlecht drauf« und irgendwie scheinen Ihre Mitmenschen das zu spüren, denn meist dann bekommen Sie von ihnen noch weitere Päckchen aufgeladen. Oder: Eigentlich geht es Ihnen ganz gut. Dann treffen Sie jemanden, der ein Problem hat. Vielleicht reden Sie darüber oder auch nicht. In jedem Fall fühlen Sie sich, nachdem dieser Mensch

TIPP

Vor allem diejenigen, die viel Kontakt mit anderen haben, wie zum Beispiel Therapeuten, aber auch Menschen, die sich privat stark engagieren, sollten die Schutzschild-Übung regelmäßig machen.

wieder weg ist, auf einmal schlapp und ausgelaugt. Am liebsten würden Sie sich hinlegen und schlafen. Woher diese Reaktion kommt, ist bisher unbekannt. Aber es gibt verschiedene Erklärungsmodelle. In der Kinesiologie werden diese Erscheinungen auf die Energie zurückgeführt, die jeder Mensch von außen aufnimmt und die (in den Meridianen) unseren Körper durchströmt.

Wie wir wissen, ist der Körper von einem elektromagnetischen Energiefeld umgeben. Dieses Feld können wir uns auch als unseren energetischen Schutzschild vorstellen. Wenn unsere Energie geschwächt ist, hat das nicht nur Auswirkungen auf den Körper, sondern ebenso auf die Psyche. Der Schild hat »Löcher«, durch die wir in emotionaler Hinsicht verletzlicher werden. Dann treffen uns negative Einflüsse und Äußerungen von anderen sehr viel stärker. Oft ziehen wir in solchen Fällen Negatives geradezu an.

Auch negative Gedanken oder ungute Stimmungen anderer Menschen, ja sogar deren körperliche Symptome, werden häufig von uns wahrgenommen und können sich ungünstig auf uns auswirken. Therapeuten kennen dieses Phänomen vielleicht aus eigener Erfahrung: Nach einer Massage oder einer kinesiologischen Balance kann es passieren, dass es der behandelten Person wieder besser geht, während der Behandler zum Beispiel mit den Kopfschmerzen zu kämpfen hat, über die zuvor der Klient klagte.

Wenn Sie sich einen Schutzschild aufgebaut haben, heißt das nicht, dass Sie anderen keine Energie mehr zur Verfügung stellen können. Das Gegenteil ist der Fall. Sie werden nur *nicht mehr* Energie abgeben oder aufnehmen, als gut für Sie ist.

Der Schutzschild bewirkt auch nicht, dass Sie negative Äußerungen nicht mehr zur Kenntnis nehmen. Aber er hilft Ihnen, besser mit solchen Äußerungen umzugehen. Ein Beispiel: Ihr Kind oder Ihr Partner kritisiert Sie und Sie fühlen sich getroffen. Eine solche Situation eskaliert leicht, wenn Sie emotional reagieren und Ihrerseits versuchen, den anderen zu treffen. Mit einem intakten Schutzschild fällt es Ihnen leichter, Ruhe zu bewahren. Sie haben die Chance, die Situation besser zu verstehen und sie damit günstig zu beeinflussen.

Einen Schutzschild aufbauen

Mit dieser Technik stärken Sie Ihre emotionale Stabilität und schützen Ihr eigenes Energiefeld vor schwächenden äußeren Einwirkungen durch andere Menschen oder eine bestimmte Umgebung. Sie treffen damit

Vorsorge dafür, dass Ihnen keine Energie entzogen wird (beziehungsweise dafür, dass Sie keine Energie aufnehmen, die für Sie in diesem Moment ungünstig wäre).

Legen Sie sich den Schutzschild besonders dann zu, wenn Sie unangenehme Gespräche führen müssen oder mit Menschen zusammenkommen, mit denen Sie öfter Probleme haben. Der Schutzschild kann auch in der Schule oder im Büro, ja selbst beim täglichen Einkauf im Supermarkt hilfreich sein.

TIPP

Diese Übung ist auch für Schüler gut geeignet, um negative äußere Einflüsse (wie zum Beispiel das Gefühl, von anderen nicht gemocht oder benachteiligt zu werden) in ihrer Wirkung abzumildern.

So führen Sie die Übung aus

Sie bauen sich Ihren persönlichen Schutzschild in Ihren Gedanken. Nehmen Sie sich am Anfang etwas Zeit für diese Übung.

- Suchen Sie sich einen bequemen Platz – in einem gemütlichen Sessel oder auf dem Sofa; oder noch besser: Machen Sie die Übung gleich morgens nach dem Aufwachen im Bett!
- Atmen Sie ruhig und gleichmäßig und stellen Sie sich vor, Sie seien von einem Schutzschild umgeben. Wie er aussieht ist, ist ganz egal. Gehen Sie nach Ihrem Gefühl und entscheiden Sie, welche Art Schutzschild Ihnen am meisten Geborgenheit gibt. Prallt Negatives an Ihrem Schild ab oder müssen Sie ihn noch ein wenig verändern? Lässt Ihr Schild positive und neutrale Informationen passieren? Dann ist er gut.
- So könnte Ihr persönlicher Schutzschild aussehen:
  - eine Lichthülle, die Sie wie eine Eierschale ganz umgibt
  - ein Lichterbogen, der sich über Ihnen spannt oder Sie ganz umhüllt
  - eine Rüstung, ein Motorradanzug mit Helm, ein Regenmantel, an dem Negatives wie Wasser abperlt, oder ein Regenschirm
  - eine zweite Haut, vielleicht in einer speziellen Farbe
  - ein Umhang in einer besonderen Farbe oder mit einem Symbol (Bär, Blume, Kreuz …)

  Bestimmt (er)finden Sie einen Schild, der für Sie passt.
- Nachdem Sie die Übung morgens im Bett gemacht haben, sollten Sie sich mehrmals täglich diesen Schutzschild vorstellen.
- Je öfter Sie diese Technik anwenden, desto schneller stellt sich das dazugehörige Gefühl von Geborgenheit und Sicherheit ein. Nach einiger Zeit reicht schon der bloße Gedanke daran und Sie spüren die schützende Wirkung.

Lassen Sie nicht zu, dass die schlechten Stimmungen oder negativen Gedanken anderer Ihre Energie übermäßig schwächen. Bauen Sie sich einen Schutzschild auf.

Sie können diese Übung auch mit der Übung »Emotionale Stressreduktion« (siehe Seite 75 ff.) kombinieren. Werden diese beiden Übungen kombiniert, geht es meistens schneller, sich den Schutzschild wirksam vorzustellen. Während Sie die Punkte für die Emotionale Stressreduzierung berühren, können Sie sich zusätzlich die verschiedenen Situationen vorstellen, in denen ihr Schutzschild besonders hilfreich wäre. Stellen Sie sich vor, wie er Sie in dieser Situation umgibt, wie negative Äußerungen, Gefühle oder Stimmungen an Ihrem Schutzschild abprallen und Sie entspannt in Ihrer Mitte bleiben.

Aktiv ins Gleichgewicht kommen

Gesundheit bedeutet nach kinesiologischem Verständnis Gleichgewicht. Damit ist sowohl das körperliche als auch das geistig-seelische Gleichgewicht gemeint. Die nachfolgenden kinesiologischen Übungen helfen Ihnen, Ihr Gleichgewicht zu erhalten oder immer wieder schnell die Balance zu finden. Das geschieht zum einen über bestimmte Bewegungsabläufe, zum anderen über die Auseinandersetzung mit Problemen.

Überkreuzbewegungen

Unser Gehirn ist vergleichbar mit einem Rechner, der über eine Unmenge von Programmen verfügt. In einer Stresssituation allerdings stellt dieser Rechner nur ein Notprogramm zur Verfügung. Unter Stress können wir oft nicht klar und logisch denken, sondern das Gehirn wählt aufgrund unserer Erfahrungen und unter Berücksichtigung der aktuellen Situation ein Handlungsmuster aus. Dieses soll uns vor Schmerz oder Angst schützen und damit unser »Überleben« sichern. Nur wenn wir entspannt sind, können wir über *alle* Programme unseres »Rechners« verfügen und Handlungsalternativen in Erwägung ziehen.

Linke und rechte Gehirnhälfte – ein einfaches, aber hilfreiches Denkmodell

Unser Gehirn besteht aus verschiedenen Teilen, die entwicklungsgeschichtlich gesehen unterschiedlich alt sind. Der jüngste Teil ist das Großhirn mit den beiden Hemisphären – der linken und der rechten Gehirnhälfte.

Jedes Gehirnareal erfüllt bestimmte Aufgaben: Die rechte Gehirnhälfte steuert hauptsächlich die Funktionen der linken Körperseite, die linke Gehirnhälfte ist mit der rechten Körperseite verbunden. Sehr vereinfacht beschrieben könnte man sagen, dass die linke Gehirnhälfte bei den meisten Menschen für logisches und analytisches Denken, für Strukturen und Details zuständig ist. Sie wird deshalb auch als analytische Gehirnhälfte bezeichnet. Die rechte Gehirnhälfte ist eher die »kreative«. Sie sorgt für den Überblick über das große Ganze. Gefühle, Farben und Rhythmusgefühl haben dort ihren Platz.

Wenn wir unter Stress stehen, dominiert in der Regel eine der beiden Gehirnhälften, das heißt, wir können in diesem Moment nicht über unser gesamtes geistiges Potenzial, über analytische *und* kreative Fähigkeiten gleichzeitig verfügen – weil die Kommunikation, die Verbindung zwischen der linken und der rechten Gehirnhälfte blockiert ist.

TIPP

Bei allen Überkreuzbewegungen immer langsam beginnen und nach Lust und Laune das Tempo steigern oder langsam bleiben. Es macht auch Spaß, die Überkreuzbewegungen einmal in Zeitlupentempo durchzuführen.

Überkreuzbewegungen lösen Blockaden

Ziel der kinesiologischen Selbsthilfe ist es, diese Rechts-links-Blockade zu beseitigen. Dazu arbeiten wir mit der Überkreuzbewegung: Indem wir das rechte Bein und den linken Arm beziehungsweise das linke Bein und den rechten Arm gleichzeitig bewegen, müssen rechte und linke Gehirnhälfte zusammen tätig werden. Die Blockade löst sich auf.

So führen Sie die Übung aus

● Überkreuzbewegungen im Liegen

1 Legen Sie sich bequem auf den Rücken. Winkeln Sie das rechte Bein an und berühren Sie das rechte Knie mit der linken Hand. Legen Sie Arm und Bein wieder ab.

Heben Sie dann Ihr linkes Bein an und führen Sie die rechte Hand an das linke Knie. Auch das linke Bein und den rechten Arm wieder entspannt ablegen. Sie können bei diesen Bewegungen Ihren Kopf leicht anheben, damit Sie zu Ihren Beinen sehen.

Wiederholen Sie diesen Bewegungsablauf ungefähr zwanzig Mal, immer im Wechsel.

1

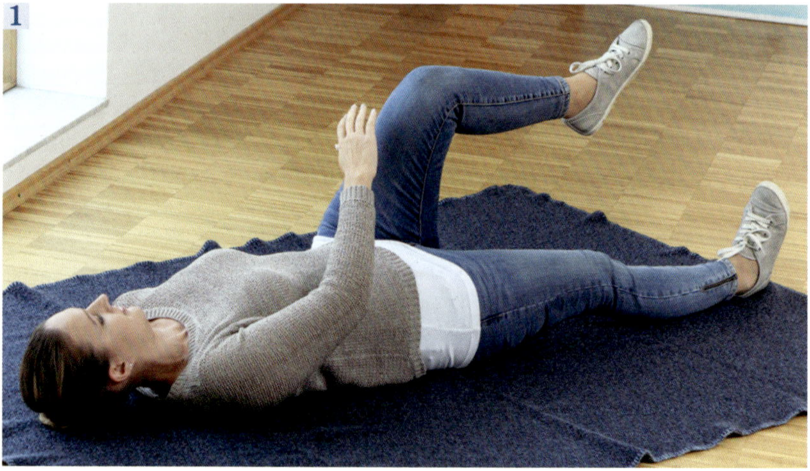

2

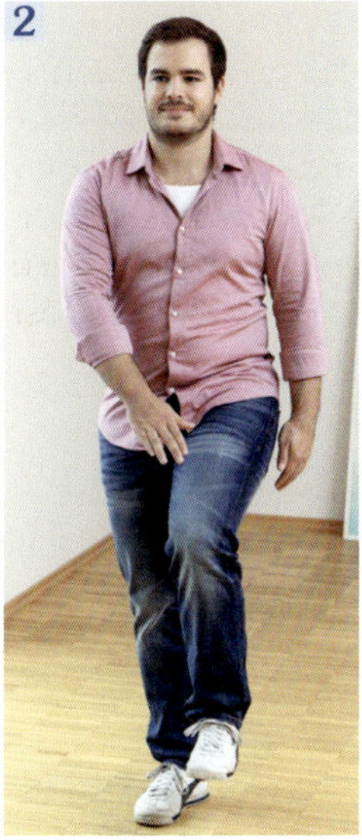

3

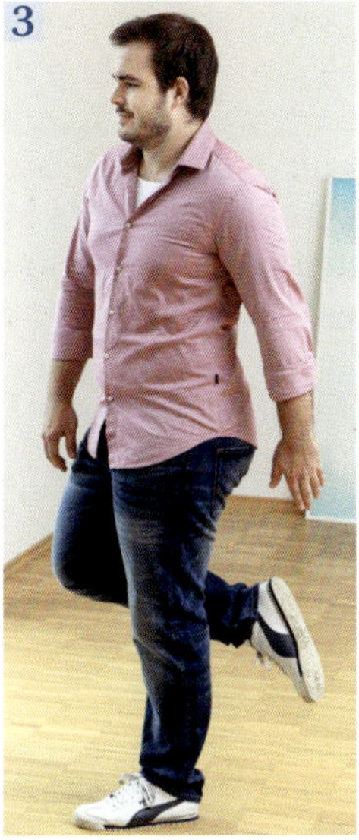

4

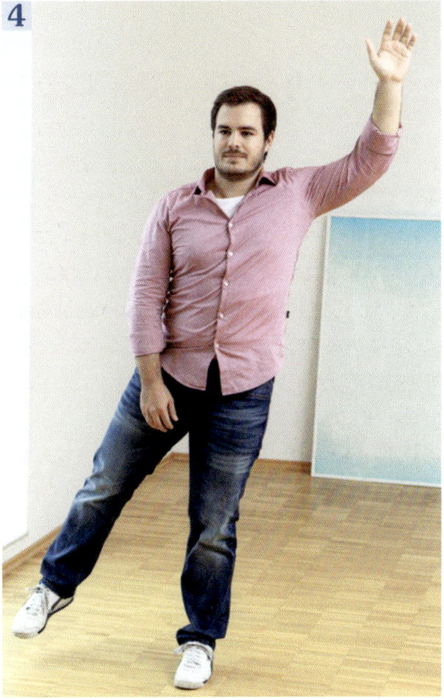

● **Überkreuzbewegungen vorn**

2 Bewegen Sie zunächst Ihre Beine so, als ob Sie eine hohe Treppe hinaufsteigen wollten. Nehmen Sie dann Ihre Arme hinzu: Berühren Sie mit der rechten Hand Ihr linkes Knie und mit der linken Hand Ihr rechtes Knie, immer im Wechsel, während Sie die Beine weiterhin abwechselnd anheben. Führen Sie diese Bewegung so lange aus, bis sie Ihnen keine Mühe mehr macht beziehungsweise bis Sie nicht mehr bewusst überlegen müssen, welche Arm-Bein-Kombination Sie gerade bewegen sollen.

● **Überkreuzbewegungen hinten**

3 Sie stehen gerade. Nehmen Sie Ihren rechten, gestreckten Arm nach hinten und versuchen Sie, mit der rechten Hand die linke Ferse zu berühren, die ebenfalls gleichzeitig nach hinten oben geführt wird.

Machen Sie dann dieselbe Bewegung mit dem linken Arm, der linken Hand und dem rechten Fuß. Hände und Füße müssen sich dabei nicht tatsächlich berühren. Es geht nur um die Bewegungsrichtung. Nutzen Sie Ihren natürlichen Bewegungsspielraum, aber machen Sie keine Bewegung, die Ihnen unangenehm ist. Wiederholen Sie diesen Bewegungsablauf so lange, bis er Ihnen ganz leichtfällt. Und denken Sie daran: Üben Sie nicht hastig und vor allem ohne Ehrgeiz. Es geht hier nicht um sportliche Leistung.

Überkreuzbewegungen zur Seite

4 Sie stehen gerade. Strecken Sie Ihren rechten Arm seitlich nach oben und heben Sie gleichzeitig Ihr linkes, gestrecktes Bein seitlich nach oben, sodass Sie für diesen Moment auf einem Bein stehen. Bringen Sie dann Arm und Bein wieder in die Ausgangsposition zurück.

Strecken Sie danach den linken Arm seitlich nach oben und heben Sie gleichzeitig das gestreckte rechte Bein seitlich an. So geht es im Wechsel weiter.

5

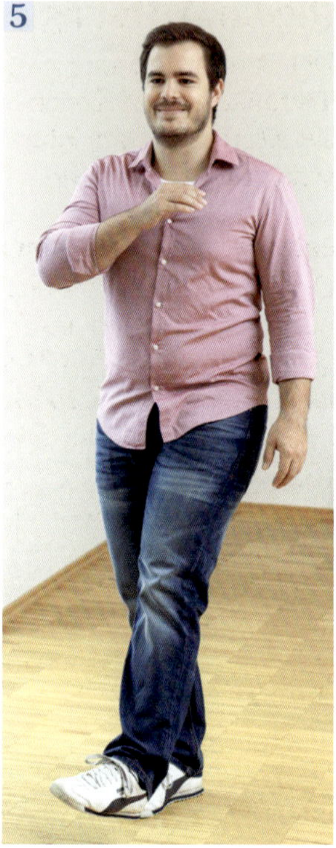

Die Twistvariante

5 Diese Übung macht besonders mit Musik Spaß: Sie stehen gerade. Schwenken Sie das linke Bein über das rechte, den rechten Arm schwingen Sie Richtung linke Hüfte. Dann kreuzen Sie Ihr rechtes Bein über das linke und der linke Arm schwingt in Richtung rechter Hüfte. Machen Sie diese Bewegung ständig in fließendem Wechsel. Wenn Sie möchten, schnalzen Sie zusätzlich mit den Fingern zur Musik.

Die Hüpfvariante

Wenn Sie Lust haben, sich auszutoben, wählen Sie diese Variante der Überkreuzbewegung: Sie stehen gerade. Hüpfen Sie vom rechten auf das linke Bein, während Ihr rechter Arm locker nach oben schwingt. Dann hüpfen Sie vom linken auf das rechte Bein und Ihr linker Arm schwingt nach oben …

*

Wenn Sie alle Varianten leicht und automatisch ausführen können, lassen Sie zusätzlich dazu die Augen kreisen, wie es in der Übung »Augen einschalten« auf Seite 39 beschrieben ist. Als weitere Steigerung können Sie die verschiedenen Überkreuzbewegungen kombinieren, also abwechselnd schnell nacheinander ausführen. Zusätzlich können Sie auch einfache Kopfrechenaufgaben lösen, das ABC aufsagen oder an ein persönliches Ziel denken beziehungsweise Ihren Zielsatz aussprechen (siehe »Leichter ans Ziel kommen«, S. 79), während Sie die Überkreuzbewegungen (eventuell zusammen mit den Augenbewegungen) durchführen.

Die Cook-Übung

Der Chiropraktiker und Kinesiologe Wayne Cook entwickelte eine Technik, die auf Körper und Seele schnell ausgleichend wirkt. Sie hilft, zwischendurch im Büro oder nach einem anstrengenden Arbeitstag schnell zu entspannen.

Entspannung und Besinnung

Die Cook-Übung unterstützt das Fließen der elektromagnetischen Energie im Körper. Dies führt zum Energiegleichgewicht in den Meridianen, das sich positiv auf alle lebenswichtigen Körperfunktionen (wie Durchblutung und Entgiftung) auswirkt. Die Übung wirkt aber auch auf der psychischen Ebene: Sie macht innerlich ruhig, emotionaler Stress wird abgebaut, Vitalität, Selbstwahrnehmungs- und Abgrenzungsfähigkeit steigern.

Die Cook-Übung besteht aus zwei Teilen: Teil 1 verbindet die Energiekreisläufe im Körper und löst Energieblockaden auf. Teil 2 fördert die Zusammenarbeit zwischen der rechten und der linken Gehirnhälfte.

TIPP

Die Cook-Übung ist gut geeignet für Kinder, die nach der Schule zappelig, nervös und unkonzentriert sind. Machen Sie die Übung mit Ihrem Kind auch dann, wenn es lange Zeit vor dem Fernseher oder Computer verbracht hat.

1

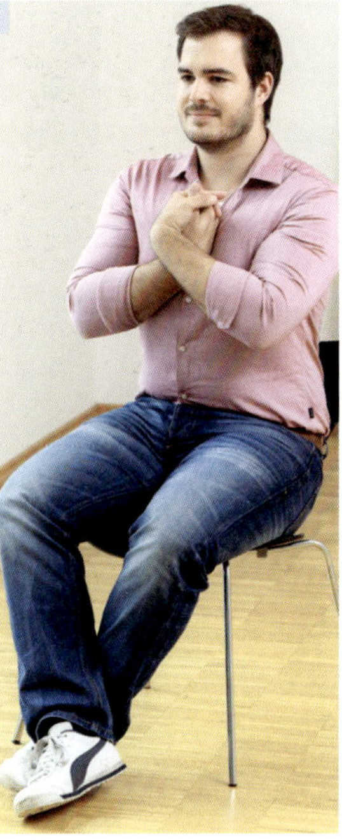

So führen Sie die Übung aus

Schritt 1:

1 Setzen Sie sich auf einen Stuhl und kreuzen Sie Ihre Beine übereinander. Entscheiden Sie dabei nach Ihrem eigenen Gefühl, welches Bein Sie über das andere legen möchten. Kreuzen Sie die Beine lediglich im Knöchelbereich, sodass die Knie freibleiben. Strecken Sie nun Ihre Arme nach vorn aus und kreuzen Sie die Handgelenke so, dass die Handflächen aufeinandertreffen. Verschränken Sie die Finger ineinander, beugen Sie die Arme (nach unten und innen) und führen Sie die verschränkten Hände vor die Brust. Stützen Sie Ihre Unterarme am Brustkorb leicht ab, sodass Sie eine bequeme Haltung haben.

- Legen Sie jetzt Ihre Zunge an den oberen Gaumen, direkt hinter die vorderen Schneidezähne. Verbinden Sie das mit Ihrem Atemrhythmus, indem Sie beim Einatmen mit der Zunge flach gegen den Gaumen drücken, beim Ausatmen wieder etwas locker lassen. Schließen Sie dabei die Augen. Atmen Sie tief ein und aus, bis Sie merken, dass Sie ruhiger werden. Achten Sie darauf, auch Ihre Schultern zu entspannen.

- Sie können jetzt einfach so sitzen, entspannen und sich auf Ihren Atem konzentrieren. Sollten unangenehme Gedanken oder Gefühle in Ihnen hochsteigen, setzen Sie sich damit gedanklich auseinander. Sie können dieselben Techniken anwenden, die bei der ESR-Übung (siehe Seite 75) beschrieben werden (dem Gefühl eine Farbe zuordnen, Farbe und Gefühl abfließen lassen oder Ähnliches).

Oder Sie konzentrieren sich gleich auf ein Problem, das Sie im Moment beschäftigt, und warten, bis das Thema an Bedeutung verliert und Ihnen andere Gedanken kommen. Oder Sie stellen sich den heutigen oder morgigen Tag vor …

Bei allen drei möglichen Varianten bauen Sie durch die spezielle Sitzposition mit der Harmonisierung der Energien gleichzeitig emotionaler Stress ab, auch ohne dass Sie wie bei der ESR-Technik die Stirnbeinhöcker berühren.

Schritt 2:

2 Im zweiten Teil der Cook-Übung stellen Sie Ihre Füße wieder nebeneinander auf den Boden. Die Arme lösen sich voneinander.

- Nun stellen Sie sich vor, dass jede Ihrer Hände eine Gehirnhälfte darstellt. Führen Sie beide Hände langsam zusammen, bis sich die Fingerspitzen berühren. Denken Sie dabei daran, dass die rechte und die linke Gehirnhälfte wie eine Einheit, als gutes Team zusammenarbeiten. Alternativ können Sie sich auch vorstellen, dass die eine Hand *Sie* repräsentiert und die andere Hand Ihr *Umfeld*. Beim Berühren der Fingerspitzen stellen Sie sich vor, dass Sie sich und Ihr Umfeld harmonisch zusammenbringen. Wählen Sie aus, welche Variante besser zu dem Thema passt, das Sie bei dieser Übung bearbeiten.

2

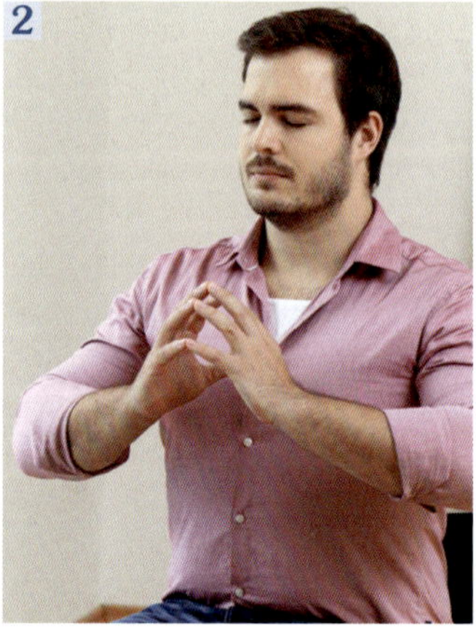

- Drücken Sie beim Einatmen die Zunge leicht an den oberen Gaumen und entspannen Sie sie beim Ausatmen. Bleiben Sie ungefähr eine Minute in dieser Position; wenn Sie möchten, auch länger.

Die Cook-Übung hilft Ihnen, sich zu sammeln und zu konzentrieren.

Variationen der Cook-Übung

Mit Augenkreisen:

Sie können die Cook-Übung zusätzlich mit dem Augenkreisen (siehe Seite 39) kombinieren. Dabei gehen Sie in den beiden Cook-Haltungen die verschiedenen Augenpositionen durch. Sie kreisen also mit Ihren Augen zuerst im Uhrzeigersinn, dann entgegengesetzt und lassen dann Ihre Augen abschließend an der Linie einer vorgestellten liegenden Acht entlangwandern. Dadurch aktivieren Sie verschiedene Gehirnbereiche und können emotionalen Stress noch wirkungsvoller auflösen.

Im Liegen:

In manchen Fällen, zum Beispiel wenn Sie müde sind oder gegen Ende einer Schwangerschaft, ist es vielleicht angenehmer, die Cook-Übung im Liegen zu machen. Auch dabei kreuzen Sie die Beine beim ersten Schritt nur im Knöchelbereich. Die Handhaltung bleibt gleich, die Arme liegen auf dem Brustkorb. Im zweiten Schritt liegen die Beine ungekreuzt nebeneinander. Die Handhaltung ist die gleiche wie beim Sitzen.

Im Stehen:

Die Schritte 1 und 2 der Cook-Übung werden bei dieser Variante im Stehen durchgeführt. Wenn Sie die Übung im Stehen praktizieren und vor allem dann, wenn Sie Ihre Augen dabei schließen, merken Sie sehr schnell, ob Sie zentriert und in Ihrer Mitte sind. Diese Variante eignet sich also auch als eine Art Selbsttest. Führen Sie die Übung im Stehen jedoch nur dann aus, wenn Sie normalerweise einen sicheren Stand haben! Sollten Sie bemerken, dass Ihr Stand bei der ersten Übungsposition etwas wackelig ist, konzentrieren Sie sich auf Ihre Mitte und Ihre Atmung. Schließen Sie Ihre Augen erst dann, wenn Sie sich sicher fühlen! Führen Sie die Übung so lange durch, bis Ruhe und Entspannung einkehren. Danach führen Sie Schritt 2 der Übung aus (– wenn Sie mögen, gerne auch mit geschlossenen Augen). Falls Sie während der Übung bemerken, dass Ihr Stand zu unsicher ist, können Sie jederzeit Ihre Position ändern und Teil 1 und 2 im Sitzen oder Liegen durchführen.

TIPP

Zur Fünf-Elemente-Farbenbalance gibt es einen Kartensatz von Alexander Reichl. Diese Karten in den Farben der Fünf Elemente informieren über die zugehörigen Meridiane, Emotionen und Affirmationen. Sie sind bei VAK erhältlich. **(Siehe »Adressen die weiterhelfen«, Seite 153)**

Die Farbenbalance

Zahlreiche Therapien wie Farbakupunktur, Autogenes Training oder die anthroposophische Medizin arbeiten mit Farbwirkungen. Farben lösen Gefühle aus und verstärken Stimmungen oder schwächen sie ab. Wir können uns ihrer Wirkung nicht entziehen. Jeder Mensch hat Lieblingsfarben, die er gerne trägt oder mit denen er sich am liebsten umgibt. Intuitiv greifen wir an manchen Tagen im Kleiderschrank zu Blau, wenn wir Ruhe und Ausgleich suchen. Rot dagegen ist unsere Farbe, wenn wir aktiv und unternehmungslustig sind. Diese Stimmungen werden oft nicht bewusst wahrgenommen und auch die Farben wirken unterschwellig. Vielleicht kennen Sie von sich auch Phasen, in denen Sie sich besonders gerne in Blau, Schwarz, Grau, Gelb, Rot oder Grün kleiden? Sie bringen damit bewusste oder unbewusste Stimmungen zum Ausdruck.

Emotional ins Gleichgewicht kommen

Die Farbenbalance-Übung der Schweizer Kinesiologin Rosmarie Sonderegger-Hofmann nutzt die harmonisierende Wirkung von Farben auf die Psyche, um das emotionale Gleichgewicht wiederherzustellen. Die Farbenbalance basiert auf der chinesischen Fünf-Elemente-Lehre (siehe Seite 19). Wie Sie bereits wissen, sind den Fünf Elementen sowohl bestimmte Farben als auch Meridiane und damit Organe beziehungsweise Funktionskreise zugeordnet. Mithilfe dieser Übung harmonisieren wir also nicht nur die Psyche, sondern regen auch den Energiefluss in den Meridianen an. Die Farbenbalance wirkt somit ausgleichend auf Psyche und Körper und ist besonders effektiv, wenn das Energieungleichgewicht durch emotionalen Stress ausgelöst wurde.

Sheng-Zyklus und Ko-Zyklus

Erinnern Sie sich: Die Fünf Elemente stehen auf zwei Arten in Beziehung zueinander: Der nährende Sheng-Zyklus, in dem die Elemente als Kreis dargestellt sind, sorgt dafür, dass die Energie fließt. Der kontrollierende Ko-Zyklus, in dem die Beziehungen der Elemente als fünfzackiger Stern beschrieben sind, sorgt dafür, dass kein Element (kein Meridian, Organ/Funktionskreis, Gefühl, Farbe und so weiter) zu viel Energie abbekommt.

Körperlicher oder psychischer Stress kann die Steuerungsmöglichkeiten der beiden Zyklen überfordern: Es kommt zur Energieblockade. Dies zeigt sich im Beispiel der Farben dadurch, dass eine oder mehrere

Die Farbenbalance der Fünf Elemente		
Farbe/Element	**Negative Aspekte auflösen**	**Positive Aspekte auslösen**
Grün/Holz	Man kann und will nicht weiter; mangelnde Ausdauer; Unfähigkeit, sich Geltung zu verschaffen	Innere Ruhe, wachsen, werden Selbstbehauptung versöhnen
Rot/Feuer	Aggression; hungrig begehren Erschöpfung; Hass Drang, Wirkung zu erzielen	Impuls, aktiv zu sein; Mut; Enthusiasmus; Körperlichkeit; autonom sein; Stärke des Herzens
Gelb/Erde	Überreizung; blockierte Gefühle Leere; Isolation; Leichtsinn	Entspannung, sinnvolles Handeln; Weltzugewandtheit; ruhig; gelöst Wunsch nach Befreiung
Weiß/Metall	rigide; steril, steif, trostlos Verdecken innerer Labilität; eigene Bedürfnisse aufgeben	klar; offen; heiter; hell rein; unschuldig bereit, sich zu öffnen
Blau/Wasser	Ausgelaugt sein; Furcht; Sucht; Verlorenheit; Fernweh; Sehnsucht nach dem »Unerreichbaren«	innere Führung; Rückbesinnung auf sich selbst; Einsicht; Frieden; Geborgenheit

Farben, die den Fünf Elementen zugeordnet sind, unangenehme Gefühle (Unruhe, Unbehagen) in uns auslösen. Das heißt, hier besteht ein Ungleichgewicht, das Sie mit der Farbenbalance auflösen können.

TIPP

Die Übung Farbenbalance eignet sich hervorragend zum täglichen Stressabbau.

So führen Sie die Übung aus

- Sie stehen oder sitzen und blicken auf die Abbildung der Farben im Sheng- beziehungsweise Ko-Zyklus.
- Legen Sie dabei die eine Hand (es hat keine Bedeutung, welche Sie wählen) auf die Stirn, die andere an den Hinterkopf. Das ist die Position aus der ESR-Übung (siehe Seite 75), mit deren Hilfe wir emotionalen Stress auflösen können.

Wenn Sie regelmäßig mit der Farbenbalance arbeiten wollen, lohnt es sich, die speziell für diese Übung erstellte Farbkarte von Rosmarie Sonderegger-Hofmann zu bestellen. (Bezugsquelle siehe »Adressen, die weiterhelfen«, Seite 153)

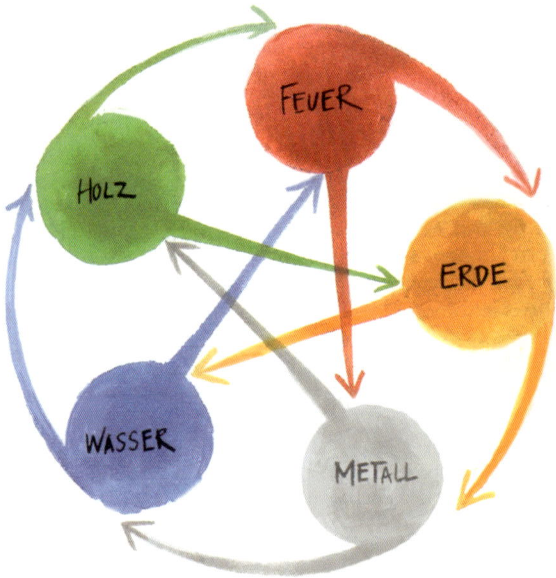

- Sehen Sie sich nun die Farben an, zuerst im Sheng-Zyklus, nacheinander im Uhrzeigersinn, und dann im Ko-Zyklus, in Form des fünfzackigen Sterns an.

- **Der Sheng-Zyklus:**

Sie beginnen bei Rot, gehen zu Gelb, dann zu Weiß, Blau, Grün und enden bei Rot. Lassen Sie sich beim Anschauen der Farben Zeit und spüren Sie in sich hinein, wie die Farben auf Sie wirken. Atmen Sie regelmäßig und ruhig. Fühlen Sie sich bei einer Farbe unbehaglich, unwohl oder unruhig, dann verweilen Sie mit den Augen auf dieser Farbe, während Sie die Hände in der ESR-Position halten, bis das Gefühl nachlässt. Haben Sie alle fünf Farben im Kreis angeschaut, so starten Sie mit dem Ko-Zyklus. Sie können den Sheng-Zyklus bei Bedarf auch ohne Weiteres noch einmal durchgehen.

- **Der Ko-Zyklus:**

Sie blicken zuerst zu Gelb, dann zu Blau, Rot, Weiß, Grün und enden bei Gelb. Lassen Sie Ihre Hände in der ESR-Position. Arbeiten Sie nach dem gleichen Prinzip wie beim Sheng-Zyklus. Auch hier können Sie die Übung nach Bedarf wiederholen.

Die Emotionale Stressreduktion (ESR)

An manchen Tagen können wir keinen klaren Gedanken fassen. Wir sind ganz durcheinander – ohne genau zu wissen, warum. Dieser Zustand kann durch äußere Ereignisse, zum Beispiel eine unangenehme Nachricht, oder durch länger andauernde emotionale Belastung, durch Sorgen oder Ängste ausgelöst worden sein. Unsere Gefühle sind verwirrt, unser Denken ist blockiert. Wir wissen nicht mehr so recht, was wir eigentlich wollen oder uns vornehmen sollen, und fühlen uns fremd in der eigenen Haut.

Weil nach kinesiologischer Auffassung Denken, Fühlen und körperliche Vorgänge sich gegenseitig beeinflussen, können wir davon ausgehen, dass in solchen Fällen auch der Energiefluss in den Meridianen aus dem Gleichgewicht geraten ist. Leiden wir unter bestimmten Stimmungen und Gefühlen, so sind wir emotional aus dem Gleichgewicht. Mithilfe spezieller kinesiologischer Techniken können wir wieder in Balance kommen. Zwar verschwinden die emotionalen Belastungen und Probleme deshalb nicht, aber wir sind wieder in der Lage, in Ruhe über unsere Situation nachzudenken und Lösungen zu finden. Innere Ruhe und Entspannung stellen sich ein.

!

Bei schweren psychischen Traumata sollten Sie auf jeden Fall professionelle Beratung oder Therapie in Anspruch nehmen.

Innere Beruhigung und Klarheit gewinnen

Wenn unser Energiesystem durch emotionalen Stress überlastet wird, kommt es zu Energieblockaden. In solchen Fällen eignet sich die Übung »Emotionale Stressreduktion« (ESR), ein »Klassiker« der Kinesiologie. Mithilfe der ESR-Technik können Sie alltägliche seelische Belastungen besser bewältigen. Ein paar Beispiele für das breite Anwendungsspektrum: Machen Sie diese Übung, um nach einem anstrengenden, stressigen Tag wieder ruhig zu werden. Bringen Sie damit Klarheit in Ihre Gedanken oder arbeiten Sie gezielt an einem emotionalen Problem. ESR eignet sich auch zur Vorbereitung auf aufregende Ereignisse aller Art (Prüfungen, Klassenarbeiten, Vorträge, Zahnarztbesuche, Hochzeit, Geburt eines Kindes ..., vgl. siehe Seite 85). Sie können damit Albträume »bearbeiten« oder für erholsamen Schlaf sorgen. Die Übung ist sehr vielseitig und passt sich Ihren individuellen Bedürfnissen optimal an.

Mit Berühren bestimmter Punkte heilsame Prozesse in Gang bringen

Bei der ESR-Technik arbeiten wir mit den neurovaskulären Punkten des Magenmeridians (siehe Seite 76). Es ist kein Zufall, dass Dauerstress vielen Menschen »auf den Magen schlägt«! Indem wir diese Punkte (die

Stirnbeinhöcker) berühren, verbessern wir die Durchblutung im vorderen Hirnbereich, der für gezieltes, bewusstes Handeln zuständig ist. Eventuell vorhandene Energieblockaden im Magenmeridian lösen sich auf.

Außerdem berühren wir den Hinterkopf in Augenhöhe: In dieser Region liegt der Bereich des »primären Sehzentrums«. Dort werden Prozesse in Gang gebracht, die uns veranlassen, neu Erlebtes mit alten Erfahrungen und Gefühlen in Verbindung zu bringen.

!

Die Stirnbeinhöcker sind die neurovaskulären Punkte des Magenmeridians.

Ein Beispiel: Sie treffen als Erwachsener einen früheren Lehrer, mit dem Sie nie gut ausgekommen sind. Schlagartig steigen in Ihnen alle negativen Gefühle und Erinnerungen aus der Schulzeit hoch und Sie fühlen sich wieder wie ein Schulkind. Indem wir den Hinterkopf berühren, können wir solche Erinnerungen abrufen und sie gleichzeitig durch das Halten der Stirnbeinhöcker emotional entschärfen. Die Erinnerungen haben dann weniger Macht über uns.

So führen Sie die Übung aus

- Nehmen Sie sich für diese Übung am Anfang mindestens 10 Minuten Zeit. Vielleicht nutzen Sie dazu eine Pause am Mittag oder eine Entspannungsphase am Abend. ESR ist aber auch gleich nach dem Aufwachen oder vor dem Einschlafen sehr wirkungsvoll. Vor dem Einschlafen gehen Sie in Gedanken durch, was der Tag gebracht hat; nach dem Aufwachen und noch vor dem Aufstehen denken Sie an die Herausforderungen, vor die Sie der beginnende Tag stellt.
- Die neurovaskulären Punkte des Magenmeridians liegen auf den sogenannten Stirnbeinhöckern. Sie finden diese Punkte, indem Sie mit Ihren Fingerspitzen etwa in der Mitte der Augenbrauen gerade nach oben gehen, bis Sie dort zwei leichte »Erhebungen« spüren. Sie sind nicht bei jedem Menschen gleich stark ausgeprägt. Das hat aber keinen Einfluss auf die Wirksamkeit der Übung.
- Berühren Sie diese Stellen sanft mit den Fingern oder legen Sie eine Hand quer über die ganze Stirn. So werden die Stirnbeinhöcker auf jeden Fall abgedeckt. Legen Sie die andere Hand in Augenhöhe an den Hinterkopf.
- Wenn Sie die Übung im Liegen machen, unterstützen Sie Ihre Arme mit Kissen. Im Sitzen können Sie die Ellbogen auf einen Tisch stützen.
- Gehen Sie dann in Gedanken Ihr Problem durch oder lassen Sie die belastende Situation an sich vorbeiziehen. Dazu gibt es verschiedene Techniken, die Sie dabei nach Belieben zusätzlich anwenden können.

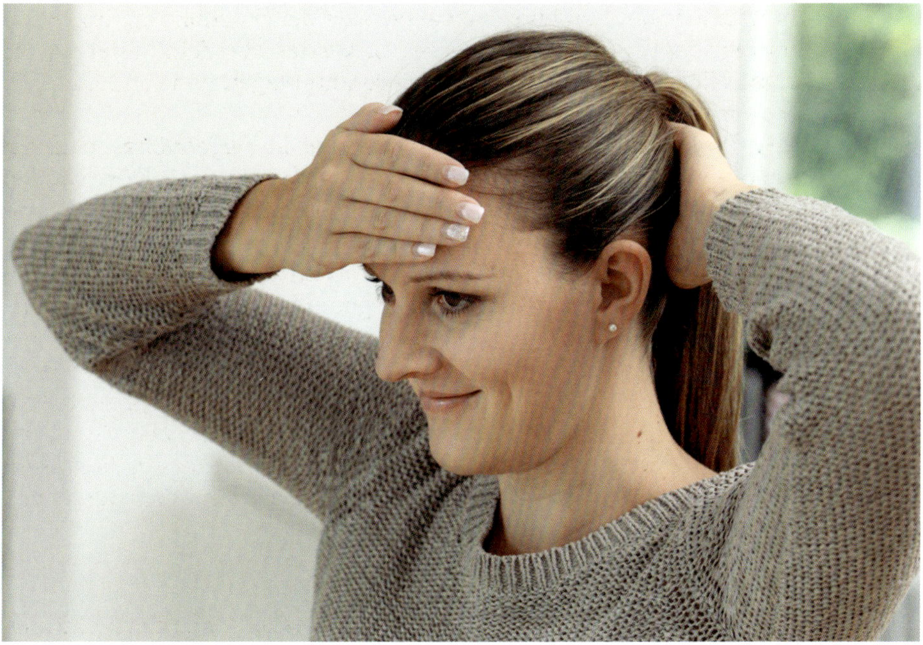

Diese Übungsergänzungen (Variationen mit ESR, siehe unten) helfen dabei, das Problem möglichst ganzheitlich zu bearbeiten.

- Achten Sie darauf, während der Übung ruhig und tief durchzuatmen. Gehen Sie in Gedanken so lange mit Ihrem Thema, Problem oder der belastenden Situation um, bis Sie merken, dass Sie ruhiger werden, die Sache Sie nicht mehr so berührt oder dass Ihre Gedanken immer wieder abschweifen oder Sie aufatmen können. Das ist bereits ein Hinweis darauf, dass Sie emotionalen Stress abgebaut haben

Variationen mit ESR

- Spielen Sie Ihr Thema gedanklich immer wieder durch und nehmen Sie bei jedem Durchgang neue Einzelheiten mit hinein, zum Beispiel Ihr Aussehen oder das von anderen Beteiligten, die Jahreszeit, die Temperatur, Gerüche, Geschmacksempfindungen, die Tageszeit und Ähnliches. Dadurch bearbeiten Sie Ihr Problem auf möglichst vielen Ebenen.

»Konflikte existieren allein in unseren Köpfen, nicht außerhalb. Jeder Konflikt, den wir in der Welt erleiden oder erschaffen, ist ein Spiegel unserer inneren ungelösten Konflikte. Welchen Schmerz oder welches Problem wir auch haben, alles existiert in unserem Gehirn. Doch im Gehirn existiert auch die Heilung.« Gordon Stokes und Daniel Whiteside

- Tauchen Sie die Situation in eine bestimmte Farbe, so, als ob Sie alles durch eine grüne, gelbe, rote … Brille sähen. Registrieren Sie die Veränderungen, die dadurch entstehen.
- Handelt es sich um ein Problem aus der Vergangenheit, das Sie immer noch belastet, so überlegen Sie, was Sie mit Ihrem heutigen Wissen anders machen würden. Fragen Sie sich: »Was würde ich heute anders machen?«, und beantworten Sie die Frage laut. Dadurch programmieren Sie Ihr Bewusstsein für die Zukunft auf einen neuen Umgang mit einer solchen Situation. Überlegen Sie, was Sie einer Person raten würden, die in dieser Situation steckt. Gehen Sie das Thema nochmals im Geiste durch und wenden Sie Ihren eigenen Rat darauf an.
- Packen Sie Ihr Problem in einen Luftballon. Lassen Sie ihn fliegen und »schießen« Sie dann auf ihn, sodass er samt Inhalt zerplatzt.
- Vielleicht kennen Sie das aus eigener Erfahrung: Sie haben ausreichend geschlafen, fühlen sich aber morgens wie gerädert und wachen mit einem unangenehmen Gefühl im Bauch auf, für das äußerlich eigentlich gar kein Anlass besteht? Auch hier hilft ESR: Um dies in Zukunft zu vermeiden, gehen Sie jeden Abend vor dem Einschlafen den Tag mit allem, was er gebracht hat, in Gedanken durch, während Sie gleichzeitig Ihre Stirnbeinhöcker berühren und den Hinterkopf halten. So bauen Sie auch solchen emotionalen Stress ab, der Ihnen vielleicht im Moment gar nicht bewusst ist, Ihre Psyche aber nachts weiter belasten würde. Wenn Sie möchten, können Sie auch gleich mit überlegen, welche Anforderungen der nächste Tag an Sie stellt. Damit entschärfen Sie mögliche Stressoren.
- Ordnen Sie dem negativen Gefühl, das Sie im Moment beherrscht, eine bestimmte Farbe und einen Ort in Ihrem Körper zu (siehe auch Seite 121ff.). Stellen Sie sich die Farbe an diesem Ort vor und lassen Sie sie von dort nach außen wegfließen. Oder Sie »duschen« die Farbe weg. Stellen Sie sich dann vor, welches Gefühl Sie lieber haben würden. Überlegen Sie sich auch dazu eine passende Farbe und holen Sie diese dann an den Ort, wo das alte Gefühl und die alte Farbe vorher waren. Zusätzlich können Sie die »neue Farbe« auch an andere Stellen in Ihren Körper füllen, je nachdem, wo es Ihnen gefällt beziehungsweise wo es sich gut anfühlt.

!

Unabhängig von unserem Bewusstsein macht sich unser Gehirn ständig *Bilder* von dem, was wir denken oder äußern. Wenn wir beim Anblick einer steilen Treppe denken: »Hoffentlich rutsche ich nicht aus«, entsteht in unserem Kopf das Bild, wie wir hinfallen. Machen Sie sich also die große Macht Ihrer inneren Bilder klar und gehen Sie sehr bewusst und gezielt damit um.

Nehmen Sie so lange Farben dazu beziehungsweise verändern Sie immer weiter die Farben und die Orte der Farben oder das Muster, bis es sich gut anfühlt. Gehen Sie die Situation nochmals gedanklich durch – dieses Mal jedoch innerlich »angefüllt« mit den »neuen Farben«. Wie fühlt es sich an? Wenn die Situation sich noch nicht so anfühlt, wie Sie es möchten, verändern Sie sie beziehungsweise die Farben, bis es sich gut anfühlt.

- Sehen Sie sich das Problem oder die belastende Situation wie einen Film an. Überlegen Sie, ob Sie noch eine andere Person oder mehrere andere Menschen dabeihaben möchten, während Sie sich den Film anschauen. Wer könnte das sein? Drehen Sie den Ton lauter oder leiser. Lassen Sie den Film vor- und zurücklaufen. Sehen Sie ihn zuerst in Schwarz-Weiß und verändern Sie ihn dann nach Ihren Bedürfnissen. Stellen Sie sich vor, der Film wäre auf einer Videokassette, die Sie nach dem Anschauen komplett verändern oder zerstören könnten.

Suchen Sie sich von allen Varianten diejenigen aus, die Ihnen am sympathischsten sind. Sie können mit der ESR-Technik aber auch arbeiten, ohne an ein bestimmtes Thema zu denken, und »einfach so« entspannen.

Leichter ans Ziel kommen

Kennen Sie die Technik des positiven Denkens? Sie basiert darauf, dass wir mit positiv formulierten Aussagen (zum Beispiel: »Ich bin erfolgreich.«) unser Gehirn darauf programmieren, ein bestimmtes Ziel zu erreichen, nämlich tatsächlich Erfolg zu haben bei dem, was wir unternehmen. Vielleicht haben Sie diese Technik auch schon probiert, sich gleichzeitig aber immer wieder bei dem Gedanken ertappt, dass Sie Ihr Ziel sowieso nicht erreichen. Oder Sie stellen fest, dass Sie Ihr Ziel einfach nicht erreichen, obwohl Sie es doch so dringend möchten.

Ein Grund dafür können persönliche, aus der Kindheit übernommene negative Glaubensmuster sein wie diese: »Ich werde nie ein guter Schüler sein.« – »Ich habe sowieso immer Pech.« – »Ich schaffe das nicht.« – »Ich bin nicht gut genug.« Mit *positiven* Zielsätzen versuchen wir, diese alten, hinderlichen Programmierungen in unserem Kopf zu löschen und neue einzugeben.

»Positives Denken ist deshalb wirksam, weil die Menschen, die es praktizieren, sich mit dem beschäftigen, was sie erreichen wollen. Sie bewegen sich dann unweigerlich auf Ihr Ziel zu. Richten Sie Ihre Gedanken immer auf das, was Sie sich wünschen.«
Andrew Matthews (in: *So geht's dir gut*, Kirchzarten: VAK, 1992)

Der Schutzmechanismus verhindert auch Positives

Wir wären völlig verwirrt, würde das Gehirn nicht die meisten Reizimpulse ausfiltern, die von den verschiedenen Sinnesorganen normalerweise aufgenommen werden. Gäbe es nicht diesen Filtermechanismus, wären wir gezwungen, alle uns umgebenden Reize, also alle Bilder, Geräusche, Berührungen, Gerüche oder Vibrationen gleichermaßen bewusst wahrzunehmen. Zum Bespiel spüren wir es zunächst auf der Haut, wenn wir morgens unsere Unterwäsche anziehen. Dann wird den ganzen Tag über dieser Reiz nicht mehr bewusst wahrgenommen (es sei denn, die Unterwäsche ist unbequem), bis wir sie abends wieder ausziehen. Dieser Schutzmechanismus ermöglicht, dass uns nur Reize bewusst werden, die im Moment wirklich wichtig für uns sind.

Andererseits verhindert dieser Schutzmechanismus auch, dass neue, ungewohnte Reize von unserem Gehirn sofort wahr- und ernstgenommen werden. Auch Änderungen unserer Gewohnheiten, unserer Einstellungen oder unseres Selbstbildes stellen für unser Gehirn neue Reize dar, die von diesem Schutzmechanismus ausgesondert werden können. Dieser Mechanismus »schützt« uns also auch vor Reizen, die für uns zwar neu, aber durchaus vorteilhaft sein können.

TIPP

Versuchen Sie, auch im Alltag eine positive Sichtweise einzuüben: »Das Glas ist nicht halb leer, sondern halb voll.«

Ein Ziel formulieren – mit Schläfenklopfen

In dieser Übung wird nicht nur mit positiven Sätzen (»Affirmationen«) gearbeitet, sondern auch versucht, mit der Technik des Schläfenklopfens bestimmte Filtermechanismen des Gehirns, die uns vor Reizüberflutung schützen, während der Übung kurzfristig auszuschalten. Dadurch soll erreicht werden, dass die positive Information auch tatsächlich im Gehirn ankommt. Gleichzeitig wird das Bewusstsein für stattfindende Veränderungen der Reizimpulse geschärft.

So führen Sie die Übung aus

Schritt 1: Formulieren Sie Ihr Ziel

- Überlegen Sie sich in Ruhe Ihren Zielsatz oder Ihre Affirmation, zum Beispiel: »Ich akzeptiere mich so, wie ich bin«, oder: »Ich bleibe gelassen.« Achten Sie darauf, nur positive Formulierungen zu verwenden und die Aussage nicht durch Hilfsverben wie *wollen, können, dürfen* oder *mögen* einzuschränken. Formulieren Sie also nicht so: »Ich möchte jeden Tag fit aufstehen«, sondern so: »Ich stehe jeden Tag fit auf.« Sagen Sie nicht: »Ich möchte mehr Sport machen«, sondern: »Ich treibe mehr Sport.« Denn das Problem ist in der Regel nicht, dass Sie etwas nicht möchten oder können, sondern dass Sie es *nicht tun*.

- Konkretisieren Sie Ihr Ziel so weit wie möglich, zum Beispiel: »Ab dieser Woche gehe ich jeden Mittwochabend eine Stunde joggen.« Sagen Sie sich Ihre Affirmation so vor, als ob Sie Ihr Ziel, das dahintersteht, bereits erreicht hätten, zum Beispiel: »Ich spiele gut Klavier.« Wichtig ist, dass Sie wirklich genau wissen, was Sie mit Ihrem Ziel meinen, und dass die Formulierung den Kern Ihres Themas trifft.
- Überlegen Sie, was anders wäre, wenn Sie dieses Ziel bereits erreicht hätten: Wie würde sich das anfühlen? Wie würden Sie es merken? Wie würde es Ihr Partner, Ihre Partnerin, Ihre Familie, Ihre Umgebung wahrnehmen?
- Formulieren Sie an dieser Stelle Ihren Zielsatz:

....

....

TIPP

Diese Übung eignet sich auch gut zur (zusätzlichen) Vorbereitung auf eine harmonische Geburt. Ihr Zielsatz könnte dann lauten: »Ich bin während der Geburt ruhig und entspannt.«

Schritt 2: Schalten Sie den Reizfilter aus

- Haben Sie Ihren Zielsatz jetzt im Kopf? Dann beginnen Sie mit dem Schläfenklopfen: Legen Sie Ihre Ringfingerbeeren auf die Daumenbeeren, die anderen Finger legen Sie locker um die Daumen, sodass Ihre Hände eine Art »Pfötchen« bilden. Mit diesen Pfötchen klopfen Sie nun so lange um Ihre Ohren herum, bis Sie Ihren Zielsatz flüssig aussprechen können.

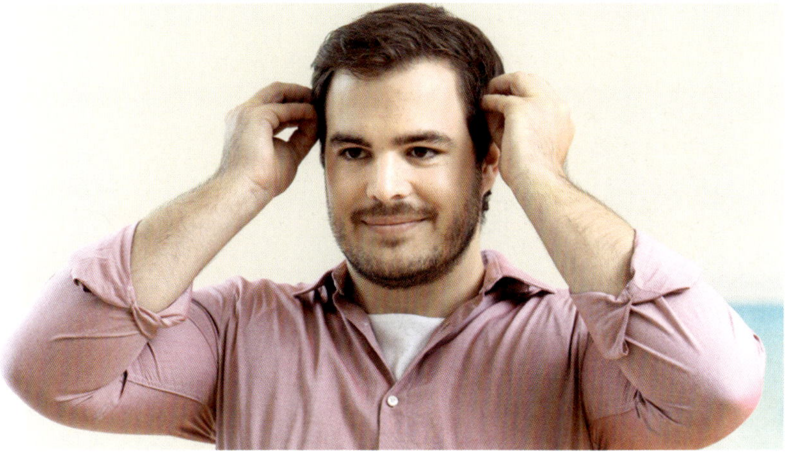

- Beginnen Sie vor dem Ohr in der Höhe des »Zäpfchens« und klopfen Sie im Kreis, bis Sie zum Ausgangspunkt zurückkommen.
- Während Sie so mehrmals um die Ohren herumklopfen, wiederholen Sie immer wieder laut und deutlich Ihren Zielsatz.

Schritt 3: Steigern Sie die Wirkung mit Augenkreisen

- Sie können die Wirkung des Schläfenklopfens verstärken, indem Sie zusätzlich das Augenkreisen aus der Übung »Augen einschalten« anwenden, während Sie klopfen und den Zielsatz mehrmals laut aussprechen. Sie erinnern sich? Lassen Sie Ihre Augen einmal im Uhrzeigersinn und dann entgegen dem Uhrzeigersinn kreisen (siehe Seite 39 ff.).
- Dann lassen Sie die Augen in Form einer liegenden Acht kreisen. Abschließend bewegen Sie die Augen hin und her. Dadurch regen Sie die Zusammenarbeit zwischen linker und rechter Gehirnhälfte an und schaffen bessere Voraussetzungen für das Erreichen Ihres Ziels.

!

Das Kreisen der Augen stimuliert verschiedene Bereiche im Gehirn; dadurch können die dort gespeicherten Denk- und Verhaltensmuster leichter verändert werden.

Fällt es Ihnen schwer, das Schläfenklopfen, das Augenkreisen und das Sprechen Ihres Zielsatzes gleichzeitig auszuführen, bleiben Sie einfach so lange in einer bestimmten Augenposition (und klopfen dabei weiter), bis Sie Ihren Zielsatz gesagt haben.

Dann gehen Sie in die nächste Augenposition und so weiter. Oder Ihr Partner klopft um Ihre Ohren herum, während Sie die Augenbewegungen machen und Ihren Satz sprechen.

Tipps für Schwangere, Babys und Kinder

Eine unbelastete Schwangerschaft, gute körperliche und psychische Voraussetzungen für die Geburt, ein ruhiges und zufriedenes Baby und aufgeweckte, ausgeglichene Kinder? Die kinesiologischen Übungen in diesem Kapitel helfen Ihnen, diesem Traum ein Stückchen näher zu kommen.

Ausgeglichen in der Schwangerschaft

Ängste und emotionaler Stress belasten nicht nur Sie, sondern auch Ihr Baby. Stressabbau spielt deshalb bereits in der Schwangerschaft eine wichtige Rolle, hilft Ihnen aber auch durch die anstrengenden ersten Monate nach der Geburt. Als werdende Mutter können Sie mithilfe der Kinesiologie optimale körperliche und seelische Voraussetzungen für eine gute Schwangerschaft und eine gelungene Geburt schaffen. Indem Sie durch gezielte Übungen Ihr Energieniveau erhöhen und für seelische Entspannung sorgen, fördern Sie auch die gesunde Entwicklung des Kindes.

TIPP

Lassen Sie sich von einem ausgebildeten Kinesiologen oder einer Kinesiologin eine Touch-for-Health-Balance zum Thema Geburt und für die erste Zeit mit dem Baby geben. Damit sind Sie körperlich und seelisch bestens auf diese stressigen Ereignisse vorbereitet.

Ängste abbauen mit ESR

Jede Schwangere sorgt sich um die Gesundheit ihres Babys. Schauergeschichten von sich tagelang hinziehenden Geburten oder ständig schreienden Säuglingen können bei der werdenden Mutter Ängste auslösen. Besser als diese zu verdrängen ist es, mit ESR (siehe Seite 75) den Stress abzubauen, der mit diesen Themen natürlicherweise verbunden ist. Die ESR-Technik ist ein Werkzeug, mit dem Sie Ihre ganz persönlichen Sorgen und Nöte gezielt entschärfen können. Sie tun damit alles, was in Ihren Möglichkeiten steht, um sich seelisch auf die Geburt und die erste Zeit mit dem Baby einzustellen. Denn Stress belastet nicht nur Sie, er überträgt sich auch auf Ihr Kind. So geraten Mutter und Kind leicht in einen Teufelskreis: Je nervöser die Mutter, desto unruhiger das Kind. Beide schaukeln sich gegenseitig hoch. Dies können Sie vermeiden, wenn Sie regelmäßig emotionalen Stress abbauen. Selbstverständlich kann die ESR-Technik nicht dafür sorgen, dass Ihr Baby durchschläft, aber Sie selbst werden dann leichter mit belastenden Situationen fertig.

So führen Sie die Übung aus

- *Die Ausgangsposition für diese Übung ist immer gleich:* Sie legen oder setzen sich entspannt und bequem hin. Eine Ihrer Hände liegt auf der Stirn, die andere hält den Hinterkopfbereich in Höhe der Augen. Gehen Sie in dieser Haltung gedanklich die Probleme durch, die Sie am meisten beschäftigen. Hier einige Anregungen, wie Sie in diesem Fall mit der ESR-Technik arbeiten können:
- *Thema Geburt beim ersten Kind:* Denken Sie an Ihre Ängste und stellen Sie sich die Geburtssituation dabei so realistisch wie möglich vor. Tun Sie dies so lange, bis Sie merken, dass die Bilder schwächer werden oder Sie vom Thema abschweifen. Stellen Sie sich dann in allen Einzelheiten die Geburt (mit den verschiedenen Geburtsphasen) so vor, wie Sie sie gerne erleben würden. Auch hier können Sie wieder Farben ins Spiel bringen (siehe Seite 72): Besetzen Sie die *negative* Vorstellung der Geburt mit einer bestimmten Farbe und lassen Sie diese aus Ihrem Körper abließen. Suchen Sie dann eine passende Farbe für die Geburt, wie sie *wünschenswert* wäre, und nehmen Sie die neue Farbe ganz in sich auf.
- *Thema Geburt beim zweiten, dritten … Kind:* Wenn Sie bereits Kinder geboren haben, empfiehlt es sich, eventuelle angstbesetzte Erlebnisse früherer Geburten auf dieselbe Art mit der ESR-Technik durchzugehen: Sie stellen sich die belastenden Geburtserlebnisse vor und denken dann an Ihre Wunschvorstellung des Geburtsverlaufs. Hatten Sie nach der Geburt zu Hause Schwierigkeiten mit dem Baby (Schlafen, Stillen und so weiter), bearbeiten Sie auch diese mit der ESR-Technik: Stellen Sie sich immer zuerst die negativen Erlebnisse vor und dann verändern Sie die Situation, bis sie so ist, wie sie sein sollte.

TIPP

Falls Ihr Baby nicht gut einschläft: Lassen Sie im Nebenzimmer einen Fön oder Staubsauger laufen. Die Geräusche sind denen im Bauch einer Schwangeren ähnlich und dem Baby vertraut. Deshalb und weil es so schön ruckelt, schlafen viele Babys auch beim Autofahren ein.

Die erste Zeit mit dem Baby

Ist die Geburt gut überstanden und das Kind gesund, dürfen Sie erst einmal aufatmen. Aber schon bald kommen weitere Herausforderungen auf Sie zu.

Wer Stress hat, wirkt auf seine Umgebung seinerseits als Stressor. Das gilt auch für die Beziehung von Eltern und Baby. Eine aufgeregte, hektische Mutter und ein nervöser Vater tragen keinesfalls zur Beruhigung ihres neugeborenen Sprösslings bei.

Für Mutter und Kind ist es gleichermaßen wichtig, erst einmal die körperlich-seelischen Strapazen der Geburt zu verdauen, bevor neue hinzukommen und das »Stressfass« dadurch überläuft. Wieder greifen wir hier auf die ESR-Technik (siehe Seite 75) zurück. Sie lernen sie im Folgenden als erweiterte Partnerübung kennen, an der alle drei beteiligt sind: Mutter, Vater und Baby.

Tipp

Tragen Sie vor der Übung etwas von der *Rescue-Creme* aus den Bach-Blütenessenzen (in der Apotheke erhältlich) auf die Stirnbeinhöcker Ihres Babys auf. Das erhöht die Wirkung des emotionalen Stressabbaus.

Geburtsstress abbauen

Indem die Mutter emotionalen Stress abbaut, wird auch das Baby ruhiger. Das elektromagnetische Feld, das unseren Körper umgibt, verändert sich, wenn sich Energieblockaden auflösen und Entspannung eintritt. Weil das Baby bei der Übung in diesem elektromagnetischen Feld der Mutter liegt, beeinflusst diese Veränderung auch das Kind positiv. Ob Ihr Baby auch etwas von Ihren Gedanken spürt, können wir nicht feststellen. Viele Mütter haben jedoch bei dieser Übung das Empfinden, Ihrem Baby auf diese Weise etwas »sagen« zu können.

So führen Sie die Übung aus

- Legen Sie sich entspannt auf Ihr Sofa (oder setzen Sie sich in einen bequemen Sessel).
- Ihr Partner sitzt (oder steht) an Ihrem Kopfende und legt eine seiner Hände auf Ihre Stirn, sodass die Stirnbeinhöcker (siehe Seite 76) berührt werden. Mit der anderen Hand hält er Ihren Hinterkopf in Höhe der Augen.
- Ihr Baby liegt mit dem Rücken auf Ihrem Bauch und Sie legen ganz sanft eine Hand auf seine Stirn, mit der anderen halten Sie seinen Hinterkopf. Ist Ihr Baby unruhig, verzichten Sie auf das Halten des Hinterkopfs.
- In dieser Haltung gehen Sie nun in Ihrer Erinnerung die Geburt noch einmal so lange durch, bis die Bilder undeutlich werden oder Ihnen andere Gedanken kommen.

Blähungen lösen

Allseits gefürchtet sind die Tage, an denen das Baby durch lautstarkes, andauerndes Schreien zum Ausdruck bringt, dass irgendetwas es quält. Nicht selten sind die Ursache Bauchkrämpfe, die vor allem in Alter von 3 Monaten als sogenannte »Dreimonats-Koliken« ziemlich lästig werden können. Die Ursachen dafür sind vielfältig. Es kommen Nahrungsmittelunverträglichkeiten – zum Beispiel gegen Kuhmilch – in Frage, aber auch die Umweltbelastung durch Elektrosmog, Abgase oder Chemikalien. Auch die Belastung des mütterlichen Organismus durch Amalgam kann eine mögliche Ursache der Krämpfe sein. Das Amalgam gelangt bereits in der Schwangerschaft über die Nabelschnur in den Körper des Babys. Sprechen Sie Ihren Kinderarzt oder einen auf diesem Gebiet qualifizierten Therapeuten auf mögliche Ursachen an, falls Ihr Baby häufig unter diesen Krämpfen leidet. Linderung bei Blähungen kann das Massieren der neurolymphatischen Punkte bringen (Seite 98 ff.).

TIPP

Für die ersten Wochen eignet sich als Bettchen für das Baby am besten ein gepolsterter Wäschekorb, der neben dem Bett der Eltern an einer Spannfeder von der Decke hängt. Das Kleine wird beim Wiegen nicht nur hin und her, sondern auch leicht auf und ab geschaukelt. Diese Bewegung kennt es aus dem Mutterleib.

So führen Sie die Übung aus

- Je nachdem, in welcher Verfassung Ihr Baby ist, massieren Sie bei ihm alle neurolymphatischen Punkte in der Reihenfolge, in der sie in der Abbildung auf der hinteren Umschlaginnenseite erscheinen. Massieren Sie jeden Punkt mit sanftem Druck ungefähr 30 Sekunden lang.
- Muss es schnell gehen, weil Ihr Baby außer sich ist, wenden Sie die vereinfachte Version der Übung an, indem Sie zuerst alle Punkte auf der Körpervorderseite, dann diejenigen auf der Körperrückseite massieren. Halten Sie sich dabei genau an die Anleitung auf Seite 99 f. Sie können die neurolymphatischen Punkte auch massieren, um Blähungen und Verdauungsstörungen bei Ihrem Kind vorzubeugen. Machen Sie die Massage in diesem Fall vielleicht zwei Mal pro Woche. Sie können sie natürlich auch täglich anwenden.

Bauchschmerzen lindern

Die zweite Übung, die Sie gegen Bauchschmerzen machen können, wirkt entspannend. Zusätzlich zu den oben genannten Ursachen für Bauchweh kommen auch emotionale Spannungen als Auslöser in Frage. Babys verfügen noch nicht über den Filtermechanismus der Erwachsenen, mit dem diese sich vor Reizüberflutung schützen können. Sie nehmen alle äußeren Reize ihrer Umgebung äußerst sensibel wahr. Normalerweise können Babys Spannungen über den Saugreflex oder mit Schreien zumindest teilweise abbauen. Im Laufe eines vielleicht etwas unruhigen Tages kann der innere Spannungspegel des Babys aber so stark ansteigen, dass es sich verkrampft. Bei der folgenden Übung arbeiten wir mit der entspannenden Wärme der Hände und mit dem emotionalen Stressabbau der ESR-Technik. Gleichzeitig verbessern wir den Energiefluss beim Kind.

Diese Übung kann nicht nur mit Babys, sondern auch mit Kleinkindern gut durchgeführt werden.

So führen Sie die Übung aus

- Ihr Baby liegt in Ihrem Schoß. Legen Sie eine Ihrer Hände auf sein Bäuchlein; welche Hand Sie nehmen, spielt keine Rolle. Die andere Hand liegt sanft auf den Stirnbeinhöckern Ihres Babys.
- Bleiben Sie 3 bis 5 Minuten in dieser Haltung oder so lange, bis sich Ihr Baby entspannt.
- Falls sich das Kind dabei nicht wohl fühlt oder sich dagegen sträubt, hören Sie mit der Übung auf und versuchen Sie es eventuell später noch einmal.
- Ältere Kinder liegen am besten bequem auf dem Boden oder auf dem Bett, während Sie Ihre Hände auf den Bauch und die Stirn legen.

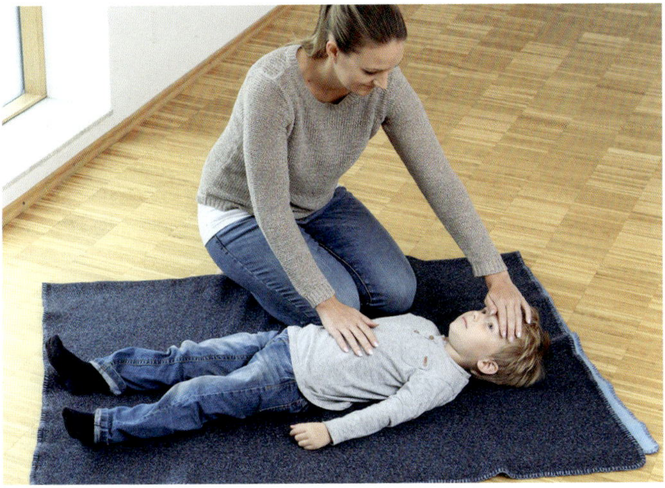

Wählen Sie während der Übung eine bequeme Position für sich und das Kind.

TIPP

Auch Kindergarten- und Schulkinder klagen öfter mal über Bauchschmerzen. Diese Übung hilft den Kleinen, sich zu entspannen.

Passive Überkreuzbewegungen und liegende Achten mit Babys und Kleinkindern

Babys, aber auch Kleinkinder genießen es, bewegt zu werden. Die beiden folgenden Übungen unterstützen die kindliche Entwicklung insgesamt und fördern insbesondere die Zusammenarbeit von rechter und linker Gehirnhälfte.

So führen Sie die Übungen aus

Überkreuzbewegungen

1 Mit Babys geht's am besten auf dem Wickeltisch oder einer anderen Unterlage, auf der Ihr Säugling liegt. Mit Kleinkindern machen Sie die passive Überkreuzbewegung am besten auf einer bequemen Unterlage am Boden. Bewegen Sie Arme und Beine ganz sachte aufeinander zu. Arbeiten Sie über Kreuz, das heißt, der rechte Arm wird zum linken Bein geführt und umgekehrt. Ihr Kind genießt es, wenn Sie ein Liedchen summen oder singen. Wichtig ist, dass Mutter (oder Vater) und Baby (Kind) Spaß an der Sache haben.

1

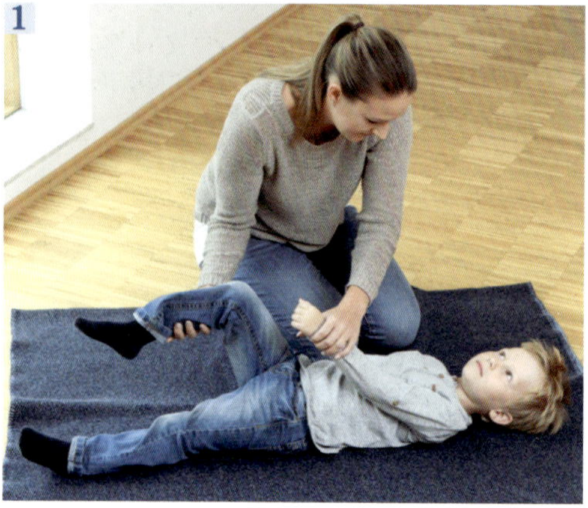

Liegende Achten

2 Nehmen Sie beide Beinchen Ihres Kindes zusammen in Ihre Hände und fahren Sie damit an der Linie einer vorgestellten liegenden Acht entlang.

Mit etwas älteren Kindern kann man die liegende Acht auch mit dem Daumen in die Luft »malen«. Die liegende Acht eignet sich auch als Partnerübung, bei der man sich gegenübersteht. Dabei ist darauf zu achten, dass die Körpermittellinie gekreuzt wird. Der Arm bewegt sich also so, dass die Bögen der Acht auf der linken und auf der rechten Körperseite gezeichnet werden. Die liegende Acht ist eine wichtige Übung zum Überqueren der Mittellinie. Dies wird bei vielen Aufgaben für einen reibungslosen Ablauf benötigt (Lesen, Schreiben …). Wenn Sie sich für Variationen der liegenden Acht sowie für andere Übungen speziell für Lernen und Aufmerksamkeit

2

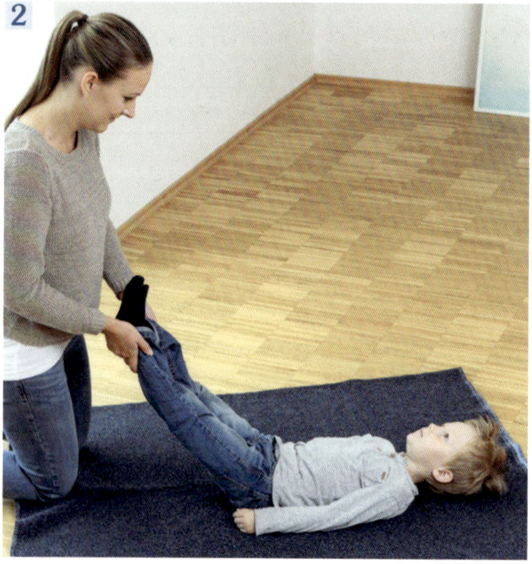

interessieren, empfehlen wir Ihnen zwei Bücher: *Kinesiologie für Kinder* und *Brain-Gym® – Das Handbuch* (siehe »Bücher, die weiterhelfen«, Seite 152)

Bewegung fördert bei Babys und Kleinkindern die neurologische Entwicklung des Gehirns.

Hilfen für Kindergarten- und Schulkinder

Das tägliche Pensum, das Kinder heutzutage bewältigen müssen, ist nicht gerade klein. Sowohl in der Schule als auch in der Freizeit, die oft mit Ballett, Fußball, Flöten- oder Klavierunterricht ausgefüllt ist, müssen Kinder Leistung bringen. Die natürliche Entspannung beim Spiel und die Bewegung an der frischen Luft kommen da nicht selten zu kurz. Kein Wunder, dass viele Kinder mit Bauch- oder Kopfschmerzen auf diese Überbelastung reagieren, dass sie nervös, aggressiv und zappelig oder matt und lustlos sind.

Wenn Sie bei Ihrem Kind solche Reaktionen beobachten, können Sie ihm mit den hier vorgestellten kinesiologischen Übungen schnell helfen. Noch besser ist natürlich: Sie lassen es gar nicht so weit kommen, sondern üben mit Ihrem Kind, *bevor* es Probleme hat.

Alle hier gezeigten Übungen sind für Kinder ab 4 Jahren geeignet. Nach oben gibt es keine Altersbegrenzung. Sie können auch mit kleineren Kindern arbeiten, sobald sie in der Lage sind, die Übungen mitzumachen. Führen Sie die Übungen doch am besten gleich gemeinsam mit Ihrem Kind aus!

Überkreuzbewegungen mit Schulkindern

Für Kinder ist das Üben der Überkreuzbewegung besonders nützlich, weil am Rechnen, Schreiben und Lesen beide Gehirnhälften gleichermaßen beteiligt sind. Besteht hier eine Blockade, so kann es in der Schule zu massiven Problemen kommen.

Machen Sie die Überkreuzbewegung mit Ihrem Kind, wenn Sie merken, dass es unkonzentriert ist, unvollständig liest oder plötzlich Rechen- und Schreibfehler macht. Hat Ihr Kind die Übung einmal gelernt, kann es sich in der Schule auch selbst damit helfen.

Am besten machen Sie die Überkreuzbewegungen mit Ihrem Kind gemeinsam, sodass es Ihre Bewegungen nachmachen kann. Außerdem kommen Sie dadurch auch selbst in den Genuss der Wirkung. Die Übung sollte vor allem Spaß machen, denn sonst erzeugt sie nur neuen Stress. Stellen Sie eine Musik an, die Ihrem Kind gefällt, oder singen Sie gemeinsam dazu.

Tipps für »erfolglose« Kinder

Lehrer, die die Überkreuzbewegungen schon in den Schulalltag integriert haben, berichten immer wieder, dass Schüler die diese Übung am meisten nötig hätten, sie häufig nicht mitmachen. Gerade solche Kinder haben nicht selten Schulprobleme und sind überzeugt, weniger erfolgreich zu sein als ihre Mitschüler. Sobald sie merken, dass ihnen auch diese Übung mehr Schwierigkeiten macht als ihren Schulkameraden, übertragen sie das Gefühl von Misserfolg auch auf diesen Bereich und verweigern sich.

Diese Kinder sollten also beim Üben unbedingt ein Erfolgserlebnis haben, denn sonst geben sie schnell auf. Am besten führen Sie deshalb die Überkreuzbewegung bei Ihrem Kind in der einfachsten Variante ein: Das ist die Ausführung im Liegen. Markieren Sie den Arm und das Bein, die gleichzeitig bewegt werden sollen, jeweils mit derselben Farbe, zum Beispiel mit einem roten oder blauen Punkt. Oder wickeln Sie zum Beispiel um die rechte Hand ein rotes Band und um das linke Bein ebenfalls. Um die linke Hand wickeln Sie ein blaues Band, ebenso um das rechte Bein. Wenn nun die Übung durchgeführt wird, fällt es den Kindern leichter, da durch die farblichen Markierungen die visuelle Ebene zusätzlich die Koordination unterstützt.

TIPP

Wenn Sie merken, dass Ihr Kind bei Überkreuzbewegungen Schwierigkeiten hat, machen Sie mit ihm zuerst die Übung »Alles anschalten« (siehe Seite 36).

Schulstress loslassen

Auch wenn Kindern häufig noch die Worte fehlen, um zu erklären, was sie bedrückt, können wir nicht davon ausgehen, dass die Kleinen *keine* Probleme, Ängste, Sorgen und Nöte kennen. Nicht selten klagen sie über unspezifisches Bauch- oder Kopfweh. Das kann ein Hinweis auf emotionale Probleme sein, die auf der körperlichen Ebene auf sich aufmerksam machen. Wenn Sie mit Ihrem Arzt oder Therapeuten abgeklärt haben, dass diese Beschwerden keine krankhafte Ursache haben, können Sie Ihrem Kind mit der ESR-Übung helfen. Sie ist schon für ganz kleine Kinder geeignet, hilft aber auch den älteren. Mit dieser Technik können Sie einen ruhigen Tagesabschluss einleiten und dem Kind helfen, den emotionalen Stress des Schultags abzubauen. Der Start in den nächsten Tag wird dann viel leichter fallen, weil er weniger von unangenehmen Gefühlen begleitet wird. Die ESR-Übung ist aber auch günstig vor den Hausaufgaben: Das Kind kann abschalten und erfrischt ans Werk gehen.

So führen Sie die Übung aus

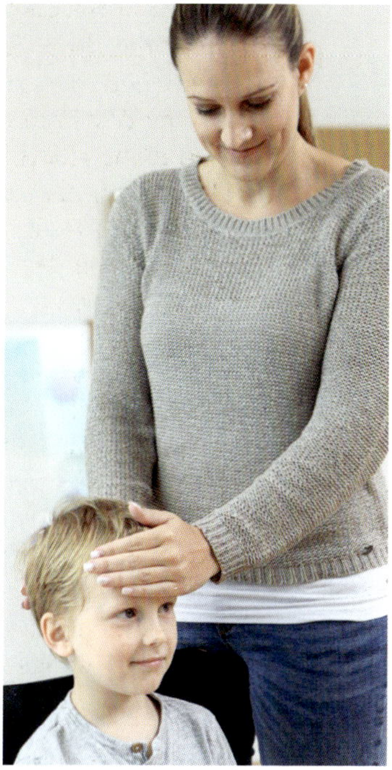

- Ihr Kind liegt oder sitzt bequem. Sie legen sanft eine Hand auf seine Stirn, sodass Sie die beiden Stirnbeinhöcker (die neurovaskulären Punkte des Magenmeridians) berühren. Die andere Hand legen Sie auf den Hinterkopf Ihres Kindes (ESR-Technik, siehe Seite 75). Falls es liegt, schieben Sie Ihre Hand sachte unter seinen Kopf.
- Bleiben Sie in dieser Haltung, während Ihr Kind in Gedanken seinen Tag oder bestimmte Erlebnisse durchgeht. Wenn es damit fertig ist, kann es Ihnen erzählen, was ihm durch den Kopf gegangen ist.
- Helfen Sie ihm dann, unangenehme Erlebnisse so zu verändern, dass sie nicht mehr so belastend sind; zum Beispiel ein Streit mit dem besten Freund: Was hätte Ihr Kind tun können, um sich besser zu fühlen?
- Geben Sie Ihrem Kind keine vorgefertigten Ratschläge, sondern unterstützen Sie es dabei, selbst kreative Lösungen für sein Problem zu finden. Spielen Sie die Probleme Ihres Kindes nicht herunter (»Das ist doch gar nicht so schlimm«), sondern nehmen Sie diese ernst. Hören Sie ihm genau zu und greifen Sie seine Gefühle mit Ihren Worten noch einmal auf. Damit helfen Sie Ihrem Kind, sich über seine Gefühle klar zu werden und einen neuen Weg zur Lösung seines Problems zu finden.
- Beenden Sie die Übung, wenn Sie alle Probleme, die zur Sprache kamen, auf diese Weise durchgegangen sind oder wenn Ihr Kind vom Thema abschweift. (Daran können Sie erkennen, dass das Problem an Dringlichkeit verloren hat und Ihr Kind emotional nicht mehr so belastet wie vor der Übung.)

Auch bei Kindern können Sie zusätzliche Elemente in die Übung einbauen:

Farben: Ihr Kind sucht nach einer passenden Farbe für sein negatives Gefühl und lässt diese dann aus dem Körper fließen. Dann setzt es eine neue Farbe für das neue, positive Gefühl ein. Danach kann es, gestärkt mit der neuen Farbe, gedanklich nochmals die Situation durchgehen und gegebenenfalls weitere Farben dazunehmen und die Situation verändern, bis sie sich gut anfühlt.

TIPP

Bei den Hausaufgaben fühlen sich nicht nur Kinder häufig gestresst, sondern auch die Eltern. Das trifft auch auf andere Probleme zu, zum Beispiel wenn Geschwister häufig streiten. Machen Sie deshalb zu diesen Themen selbst diese ESR-Übung, bevor Sie sich Ihrem Kind zuwenden.

Luftballon: Ihr Kind pustet seine Probleme in einen imaginären Luftballon und lässt ihn dann fliegen. Dann schießt es einen Pfeil auf den Ballon, sodass sich sein Inhalt in Luft auflöst.

Positives Bild: Ihr Kind stellt sich vor, wie es beim nächsten Mal mit der kritischen Situation umgehen möchte, und findet dafür ein positives Symbol (Blume, Edelstein, Sonne oder Ähnliches). Wiederholt sich die Situation, kann es mithilfe dieses Bildes die Lage besser meistern.

Die Augen einschalten

Für Kinder ist es besonders wichtig, dass die Augen energetisch angeschaltet sind und möglichst stressfrei funktionieren. Gerade für viele schulische Fertigkeiten (wie Lesen, Schreiben, Rechnen, an die Tafel und wieder ins Heft sehen …) ist es wichtig, dass die Augen gut mitarbeiten, denn sonst löst dies zusätzlichen Stress aus. Dieser Stress kann dafür sorgen, dass das Lernen und die Aufnahme neuer Informationen erschwert und die Aufmerksamkeitsspanne verkürzt wird. Durch die neuen Medien (Computer, Laptop, Fernseher, Smartphone …) sind die Augen meist sowieso schon mehr gestresst, da das zweidimensionale Sehen sie sehr anstrengt.

Wichtige Übungen für jedes Alter sind Ballspiele draußen, da hier die Hand-Augen-Koordination und das Nah-Fern-Sehen trainiert werden. Auch das Schauen in die Ferne oder in den Himmel (um sich zum Beispiel vorzustellen, welche Wolke einer Figur gleicht) entspannen die Augen.

Zusätzlich kann man die Übung »Augen einschalten« in den Alltag integrieren (siehe Seite 39 ff.).

So führen Sie die Übung aus

Ihr Kind massiert sich hierbei mit einer Hand seine Niere-27-Punkte und hält mit der anderen Hand seinen Bauchnabel, während es zusätzlich mit den Augen den Bewegungen Ihrer Finger folgt (siehe Übung »Augen einschalten« Seite 39 ff.).

- Ihr Kind sitzt oder steht bequem. Achten Sie darauf, dass es während der Übung den Kopf in der Mitte und möglichst ruhig hält. (Ein kleines Säckchen auf dem Kopf kann kleineren Kindern helfen, sich daran zu erinnern, den Kopf möglichst still und aufrecht zu halten.)
- Halten Sie nun Ihre Finger etwa in einem Abstand von 30 Zentimetern zum Gesicht Ihres Kindes. Ihr Kind sollte bequem auf Ihre Finger sehen können.

- Ihr Kind massiert mit einer Hand die Akupunkturpunkte Niere 27; die andere Hand liegt auf dem Bauchnabel.
- Bewegen Sie nun Ihre Finger zuerst im Kreis (im und gegen den Uhrzeigersinn), später dann in Form einer liegenden Acht, hin und her sowie in die Nähe (etwa auf die Nase zu) und in die Ferne. Achten Sie darauf, ob die Augen Ihren Fingern folgen. Falls die Augen mit einer Position (oder mit mehreren) Schwierigkeiten haben, wiederholen Sie die Bewegung in dieser Position ein paar Mal, hin und her.

Kleineren Kindern fällt es manchmal schwer, sich nur auf die Finger zu konzentrieren; dann kann es einfacher sein, einer kleinen Puppe zu folgen oder Gesichtern, die auf die Finger gemalt wurden.

Der Gorilla – Die Immunabwehr stärken

Die Gorilla-Übung regt den Energiefluss in den Meridianen an, löst Energieblockaden und stärkt die Immunabwehr. Wir klopfen dabei die wichtigsten Meridiane und die Thymusdrüse ab, um ihre Funktion anzuregen. Die Thymusdrüse liegt in der Mitte der Brust, hinter dem oberen Teil des Brustbeins. Alle Säugetiere besitzen dieses Organ, dem die Medizin früher keine bestimmte Funktion zuschrieb. Mittlerweile weiß man jedoch, dass die Thymusdrüse bei der Immunabwehr eine wichtige Rolle spielt.

Kinder sollten diese Übung machen, wenn sie schlapp oder lustlos wirken. Der Gorilla kann auch gegen Kopfschmerzen helfen.

So führt Ihr Kind die Übung aus

- Ihr Kind stellt sich aufrecht hin. Die Beine stehen schulterbreit auseinander. Mit der rechten Hand klopft es auf seine linke Schulter.
- Ihr Kind klopft mit dieser Hand den linken Arm auf der Innenseite nach unten hin ab.
- Es dreht den linken Arm so, dass die Handinnenfläche nach hinten zeigt, und klopft auf der Außenseite des linken Arms wieder nach oben. Klopfend geht es über Schulter, Hals und Kopf bis ins Gesicht. Dort klopft es nur leicht mit den Fingern in der Nähe des linken äußeren Augenwinkels, der linken äußeren Augenbraue und vor dem linken Ohr.
- Ihr Kind wechselt den Arm und klopft mit der linken Hand den rechten Arm auf der Innenseite entlang nach unten Es dreht dann den Arm und klopft auf seiner Außenseite wieder nach oben, über die Schulter bis ins Gesicht. Dort klopft es mit den Fingern wieder nur leicht in der Nähe des rechten äußeren Augenwinkels, der rechten äußeren Augenbraue und vor dem rechten Ohr.

- Jetzt klopft es mit beiden Händen gleichzeitig, und zwar so: Es klopft mit den Fingerspitzen beider Hände über den inneren Augenwinkeln nach oben, über die Stirn und den Hinterkopf und Nacken, dann über den mittleren Rücken, über den Po und an den Außenseiten der Beine nach unten.
- Ihr Kind geht zum Fußballen und klopft dann auf der Innenseite der Beine entlang über die Brust wieder nach oben, bis es direkt unter dem Schlüsselbein angelangt ist.

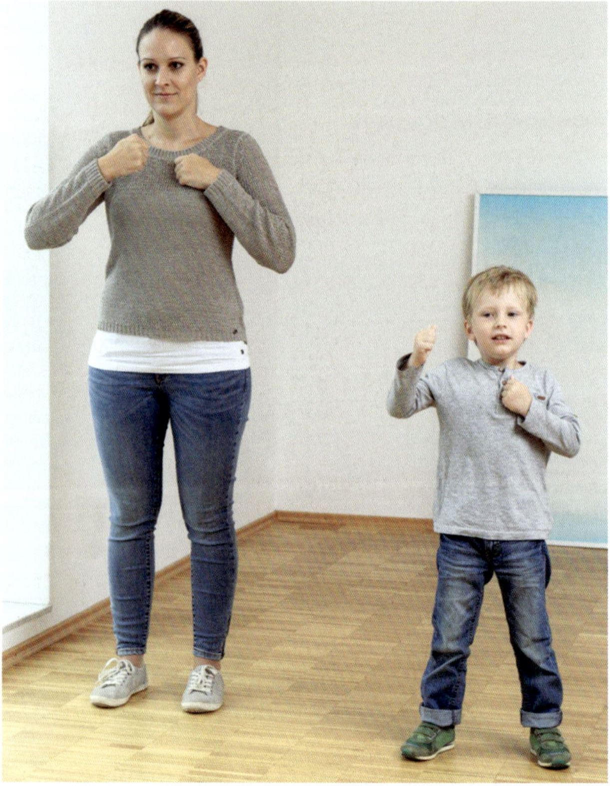

Machen Sie die Gorilla-Übung gemeinsam mit Ihrem Kind. Falls es die Meridiane noch nicht allein abklopfen kann, übernehmen Sie das.

- Zum Abschluss klopft es seine Thymusdrüse. Sie liegt in der Brustmitte hinter dem Brustbein. Es klopft wie ein Gorilla oder wie Tarzan mit beiden Fäusten auf die Brust.

Schritt 1 bis 7 wiederholt Ihr Kind zwei oder drei Mal. Dabei sollte es nicht vergessen, ruhig und tief zu atmen.

Der Tiger – Aggressionen abbauen

Die Tiger-Übung eignet sich gut dazu, Ärger und Aggressionen abzubauen. Sie ist vor allem nach einem anstrengenden (Schul-) Tag hilfreich oder auch, wenn Ihr Kind einmal verärgert ist und eine richtige Wut im Bauch hat.

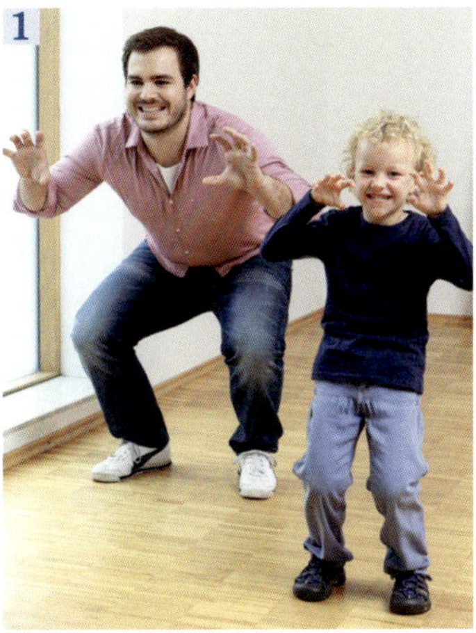

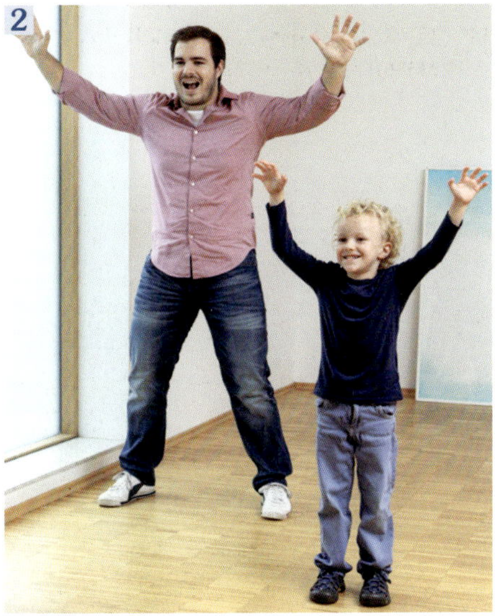

So führt Ihr Kind die Übung aus

- Ihr Kind stellt sich vor, es wäre ein wilder Tiger im Dschungel: Es hat riesige Pranken mit spitzen Krallen, die es schärfen möchte.

1 Ihr Kind geht beim Ausatmen in die Knie und streckt die Arme nach vorn. Beim Aufstehen atmet es laut durch die Nase ein und schaut ganz grimmig. Es setzt seine Krallen in die Rinde eines vorgestellten Baumes und geht beim Ausatmen wieder fauchend in die Knie, während es »die Krallen schärft«. Dies macht Ihr Kind insgesamt acht Mal.

2 Beim neunten Mal schlägt es seine Pranken nicht mehr in den Baum, sondern kreuzt sie über dem Bauch und öffnet die Arme beim Hochgehen mit einem lauten Brüllen. Kinder lieben den spielerischen Charakter dieser Tiger-Übung und machen sie gerne mehrmals hintereinander. Erscheint Ihnen Ihr Kind danach zu »aufgedreht«, machen Sie mit ihm zusammen die Cook-Übung (Seite 69) oder die ESR-Übung (Seite 75).

TIPP

Der »Tiger« eignet sich auch gut für kleinere Kinder, wenn sie an manchen Tagen ziemlich »durcheinander« aus dem Kindergarten kommen.

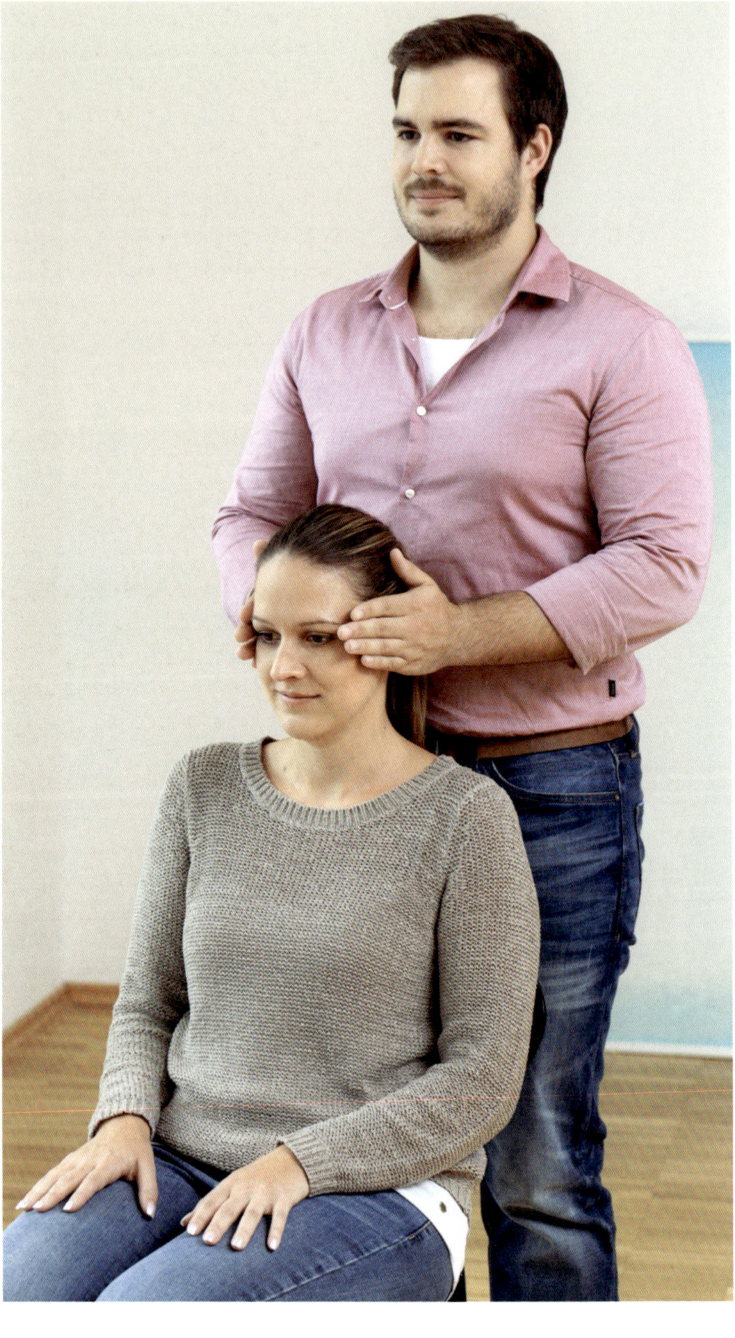

So lindern Sie alltägliche Beschwerden und Schmerzen

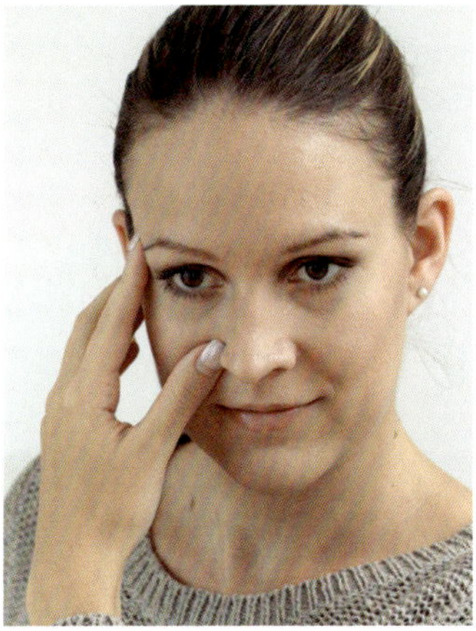

Jeder hat gelegentlich kleinere gesundheitliche Beschwerden. Der Griff zur Tablette ist dann häufig die automatisch gewählte Notlösung. Die Kinesiologie bietet Alternativen ohne Nebenwirkung: Techniken und Übungen, mit deren Hilfe Sie leichte Beschwerden oder Schmerzen lindern können.

Erste Hilfe bei Stresssymptomen

Bestimmt kennen auch Sie Tage, an denen die aktuellen Anforderungen und Pflichten wie ein unbezwingbarer Berg vor Ihnen liegen. Sie fühlen sich überfordert und würden am liebsten davonlaufen. Doch diese Flucht – die klassische Reaktion auf Stress – ist unmöglich.

Wir zeigen Ihnen Techniken und Übungen aus der Kinesiologie, mit deren Hilfe Sie schnell und ohne großen Aufwand Stress abbauen können. Machen Sie die Übungen immer dann, wenn Sie das Gefühl haben, dass Ihnen alles über den Kopf wächst oder Ihr Körper Ihnen mit bestimmten Beschwerden signalisiert, dass Sie überlastet sind. Sie werden bald weniger unter den lähmenden Stresssymptomen leiden und Ihre Gesundheit stärken. Darüber hinaus gewinnen Sie mehr Lebensqualität, weil Sie den täglichen Aufgaben mit Ruhe, Gelassenheit und mehr Energie begegnen können.

Sie müssen die Übungen nicht in der hier angegebenen Reihenfolge ausführen. Je nach Bedarf können Sie sich einzelne Übungen aussuchen.

TIPP

Trinken Sie ausreichend Wasser, damit Gehirn und Körper besser arbeiten.

Stoffwechsel und Entgiftung anregen

Wie wir bereits erklärt haben, geraten durch die Reaktion des Körpers auf Stress die Stoffwechselvorgänge durcheinander. Das zeigt sich in verschiedenen Symptomen wie Verstopfung, Durchfall, Blähungen, Magenverstimmung, Übelkeit oder Sodbrennen. Eine weitere Folge ist, dass der gesamte Organismus weniger gut entgiftet wird. Funktioniert die Selbstreinigung des Körpers nicht optimal, bleiben auch schädliche Umweltgifte länger im Körper.

Die nachfolgende Übung hilft auch gut gegen Übelkeit in der Schwangerschaft.

Die neurolymphatischen Punkte massieren

Mithilfe der Massage der neurolymphatischen Reflexpunkte und Reflexzonen (siehe Abbildung hintere Umschlaginnenseite) können Sie den Stoffwechsel und somit die Entgiftung anregen.

Diese Übung lässt sich leichter mit einem Partner, aber auch allein durchführen.

So führen Sie die Übung aus

Generell gelten folgende Massageregeln:

- Massieren Sie alle eingezeichneten Punkte, indem Sie jeden Punkt mit einem Ihnen angenehmen Druck ungefähr 30 Sekunden lang reiben. Im Unterschied zur Lymphdrainage müssen Sie bei der Massage der neurolymphatischen Punkte nicht auf die Massagerichtung achten. Sie entscheiden allein nach Ihrem Empfinden.
- Manche Punkte sind druckempfindlich. Das kann an Energieblockaden in zu diesen Punkten zugehörigen Meridianen beziehungsweise Muskeln liegen. Diese Empfindlichkeit verliert sich aber bei regelmäßiger Massage.
- Massieren Sie jeden Punkt einzeln, in der Reihenfolge der Nummerierung: Nummer 1 auf der Körpervorder- und Körperrückseite, Nummer 2 auf der Körpervorder- und Körperrückseite und so weiter, bis Sie bei Nummer 14 angelangt sind. Punkte mit gleicher Nummerierung können nacheinander, aber auch gleichzeitig massiert werden. Nach circa 15 Minuten haben Sie alle Punkte massiert.

!

Neurolymphatische Punkte dürfen bei Bedarf auch länger als 30 Sekunden massiert werden.

Schnellmassage

Wenn Sie es eilig haben, machen Sie die vereinfachte Version der Massage. Dabei massieren Sie zuerst alle Punkte auf der Körpervorderseite, dann die Punkte auf dem Rücken. Die Schnellmassage dauert nur 10 Minuten.

Punkte auf der Körpervorderseite:

- Beginnen Sie bei Zone 1. Sie verläuft in einer Linie, die dem Schnitt eines Raglan-Ärmels entspricht (siehe Foto).
- Machen Sie weiter bei Punkt 2.
- Massieren Sie dann links und rechts entlang des gesamten Brustbeins die Punkte 5/10 und 11/13.
- Massieren Sie entlang der Linie unter der Brust bis zum seitlichen Brustkorb. (Zonen 3 und 12. Bei Frauen liegt diese Zone meist auf der Höhe des unteren BH-Randes.)
- Danach massieren Sie Punkt 4. Er liegt auf der linken Körpervorderseite, etwa in der Mitte zwischen der Taille und der Linie unterhalb der

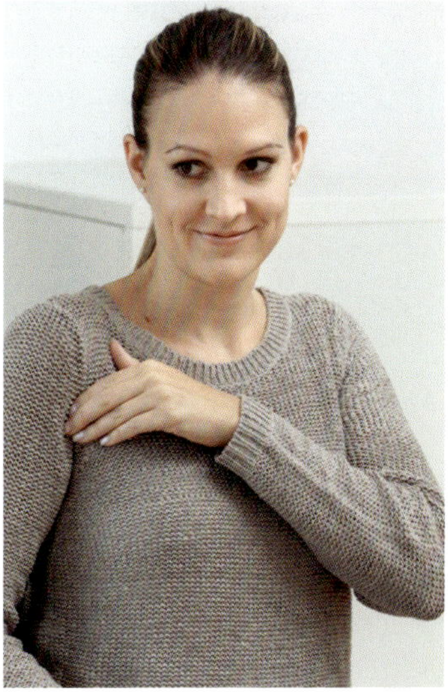

Brust – zwischen siebter und achter Rippe. Massieren Sie diesen Punkt 4 am vorderen Brustkorb, nicht zu sehr seitlich.

Das Lymphsystem, die »Reinigungskanalisation« des Körpers, kann durch die Massage der neurolymphatischen Reflexpunkte in seiner Arbeit unterstützt werden.

- Dann kommt der gesamte Rippenbogen (Zone 6) an die Reihe – vom unteren Ende des Brustbeins bis zum unteren Abschluss des Brustkorbs.
- Dann gehen Sie vom Bauchnabel aus eine Daumenbreite nach links und rechts und massieren nun Punkt 7 und den darüberliegenden Punkt 8.
- Nun massieren Sie links und rechts von der Schambeinmitte die Punkte 7 und 9.
- Bevor Sie sich Ihrem Rücken zuwenden, kommen jetzt noch die Punkte Nummer 14 an beiden Seiten der Oberschenkel entlang der Hüfte bis zum Knie an die Reihe. Das geht am besten im Stehen.

Punkte auf der Körperrückseite

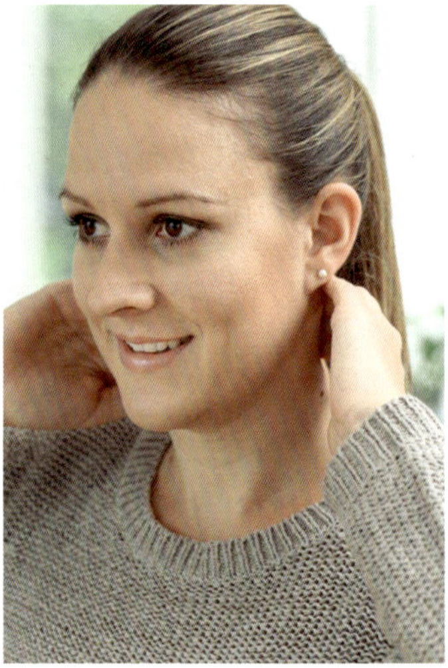

- Massieren Sie zuerst die Punkte 1, unterhalb der hinteren Schädelknochen.
- Dann massieren Sie den gesamten Rücken an der Linie links und rechts der Wirbelsäule von den Halswirbeln bis hinunter zum Kreuzbein (bis Punkte 7 und 9). Wir massieren dabei auch Bereiche, in denen unsere Abbildung keine neurolymphatischen Punkte zeigt, zum Beispiel die Linie entlang der Halswirbelsäule. Hier liegen ebenfalls neurolymphatische Zonen. Sie stehen in Verbindung mit den sogenannten Nebenmuskeln zu den 12 Hauptmeridianen (siehe Seite 16 ff.). Indem wir den gesamten Wirbelsäulenbereich massieren, erreichen wir auch diese Entgiftungspunkte.
- Abschließend massieren Sie Zone 14. Dazu gehen Sie mit beiden Händen von den Hüftknochen in Richtung Po und massieren oberhalb des Kreuzbeins in Form eines Dreiecks.

Rückenmassage ohne Partner

Falls Sie keinen Partner haben, der Ihnen den Rücken massieren kann, helfen Sie sich mit einem Trick:

- Stellen Sie sich so vor einen Türpfosten, dass die Kante einmal links und einmal rechts von der Wirbelsäule verläuft. Bewegen Sie sich dann mit geradem Rücken entlang der Kante auf und ab.
- Oder: Stecken Sie zwei Tennisbälle übereinander in einen Strumpf, knoten Sie ihn zu und stellen Sie sich mit dem Rücken an eine Wand. Klemmen Sie die Bälle so zwischen Rücken und Wand ein, dass sie sich links und rechts der Wirbelsäule befinden, während Sie sich langsam abwärts- und aufwärtsbewegen. Variieren Sie den Druck, indem Sie sich mehr oder weniger stark anlehnen.
- Sie können auch den langen Stiel einer Massagebürste verwenden, um die Punkte auf dem Rücken zu erreichen, an die Sie nicht mit den Händen kommen.

TIPP

Auch Kinder können einem Erwachsenen schon sehr gut den Rücken massieren. Am besten geht dies im Liegen oder wenn der Erwachsene sitzt. Besonders schön für beide ist es, wenn danach abgewechselt wird.

Die Durchblutung anregen

Vielleicht verwenden auch Sie öfter Redensarten wie »Das liegt mir schwer im Magen« oder »Das muss ich erst mal verdauen«. Um diese Verdauung anzuregen, hilft es, die neurovaskulären Punkte zu berühren, die dem Magenmeridian und damit dem Magen zugeordnet sind (siehe Seite 75; ESR-Übung). Denn dabei baut sich Stress ab und die Durchblutung und Energiezufuhr im Gehirn und im Magen verbessern sich. Die Funktion des Magens und der anderen Verdauungsorgane wird unterstützt.

Die neurovaskulären Punkte berühren

Für das Berühren neurovaskulärer Punkte gelten folgende Regeln:

- Sie werden nur leicht berührt, weil am Kopf viele Nervenrezeptoren liegen, die den Berührungsreiz stark weiterleiten. Ein Drücken wird schnell als unangenehm empfunden.
- Beim Berühren sollte die Haut an diesen Stellen nur leicht gedehnt werden: Dazu reicht es aus, wenn Sie die Finger einfach sanft auf die Punkte legen. Nach einigen Sekunden spüren Sie vielleicht einen gleichmäßigen Puls von 70 bis 74 Schlägen pro Minute, der von den neurovaskulären Punkten ausgeht. Bei doppelt vorhandenen Punkten stimmt der Puls an beiden Punkten überein. Er steht jedoch nicht mit dem Herzschlag in Verbindung, sondern ist vermutlich ein Pulsieren der kleinen Kapillargefäße in der Haut. An diesem Pulsieren erkennen Sie, dass die Durchblutung angeregt wurde. Sobald Sie diesen Puls fühlen,

berühren Sie die neurovaskulären Reflexpunkte für weitere 20 bis 30 Sekunden.

- Möglicherweise spüren Sie beim ersten Üben noch kein Pulsieren. In diesem Fall berühren Sie die Punkte so lange, wie es Ihnen angenehm ist oder bis Sie sich entspannen. Die Übung wirkt in jedem Fall.
- Sie üben am besten im Liegen. Stützen Sie Ihre Ellbogen bei manchen Punkten (zum Beispiel Punkt 11) mit einem Kissen ab, dann ermüden Sie nicht so schnell.
- Berühren Sie alle neurovaskulären Punkte in der Reihenfolge, wie sie in der Abbildung auf der hinteren Umschlaginnenseite dargestellt sind. Berühren Sie also die Punkte 1 bis 14 in der Reihenfolge ihrer Nummerierung jeweils circa 30 Sekunden mit den Fingerspitzen einer Hand oder (bei beidseitigen Punkten) beider Hände. Bei mehr als zwei Punkten pro Meridian berühren Sie die Punkte nacheinander.
- Nachdem Sie die neurovaskulären Punkte von Zentral- und Gouverneursgefäß (Punkte 1 und 2) gehalten haben, beginnen Sie mit den neurovaskulären Punkten, die dem Magenmeridian zugeordnet sind, weil dieser seine Maximalenergie (siehe Seite 45) am Tagesbeginn, zwischen 7 und 9 Uhr hat. Sie können theoretisch auch mit einem anderen Meridian weitermachen, sollten dann aber die Reihenfolge der Meridiane im Meridianrad (siehe Seite 18) beachten.

Das Berühren der neurovaskulären Punkte können Sie auch sehr gut als Partnerübung machen. Sie ist besonders wohltuend und entspannend. Legen Sie sich bequem hin, während Ihr Partner die Punkte in der angegebenen Reihenfolge sanft berührt.

!

Das hohe Lebensalter, das viele Dirigenten erreichen, wird nicht zuletzt auf die spezifischen Frequenzen der Schallwellen von klassischer Live-Musik zurückgeführt, von denen sie bei ihrer Arbeit profitieren.

Die Ohren sind nicht nur zum Hören da

Unsere Ohren können *mehr* als hören. Sie erfüllen auch andere wichtige Funktionen. Zum Beispiel sorgen sie dafür, dass wir in Ruhe oder Bewegung das Gleichgewicht halten. Mit den Ohren hören wir nicht nur das gesprochene Wort, sondern wir nehmen den Schall auch als eine Form von Energie auf. Verschiedene Schallwellen und Töne wirken unterschiedlich auf unsere Psyche. So machen uns lange andauerndes Babygeschrei oder Baustellenlärm unruhig und nervös, während Vogelgezwitscher oder klassische Musik ausgleichend wirken.

Druckausgleich im Ohr

Sehen wir uns den Aufbau des Ohres etwas genauer an. Von Interesse ist hier vor allem die Ohrtrompete oder Eustachische Röhre. Sie ermöglicht den Druckausgleich im Innenohr. Damit das Trommelfell ungehindert schwingen und die Schallwellen weiterleiten kann, muss der äußere Luftdruck dem Druck im Innenohr entsprechen. Bei jedem Schlucken wird die Paukenhöhle durch die Ohrtrompete belüftet. Dies bewirkt den Druckausgleich.

Bei Luftdruckschwankungen, zum Beispiel durch Autofahrten oder im Flugzeug, können wir diesen Ausgleich durch mehrfaches Schlucken oder Gähnen gezielt selbst herbeiführen.

Eine Empfehlung bei Erkältungen oder zur Prophylaxe: Kochsalzlösung

Bei Rachenentzündungen oder Schnupfen ist die Ohrtrompete manchmal durch die geschwollenen Schleimhäute im Nasen-Rachen-Raum verstopft. Um den Nasenraum abschwellen zu lassen, eignet sich gut eine physiologische Kochsalzlösung. Kaufen Sie die fertige Lösung in der Apotheke oder bereiten Sie sie selbst zu:

Lösen Sie einen gestrichenen Teelöffel Salz (am besten Meersalz) in ½ Liter abgekochtem Wasser auf. Lassen Sie diese Lösung abkühlen und träufeln Sie sie dann mit einer Pipette in die Nase oder schniefen Sie die Lösung von Ihrem Handteller direkt in die Nase. Die Salzlösung können Sie auch prophylaktisch für die Nase oder zum Gurgeln einsetzen.

Die Übung »Eustachi-Balance« kann Ihnen ebenfalls helfen.

> TIPP
>
> **Wenden Sie die Eustachi-Balance nicht an, wenn Sie bereits Ohrschmerzen haben!**

Die »Eustachi-Balance«

Bei der Ohrübung, die in der Kinesiologie »Eustachi-Balance« heißt, sorgen wir zuerst für eine bessere Versorgung des Ohres mit Sauerstoff und Blut und regen den Abtransport von Abfallstoffen an. Die Lymphe (die »Müllabfuhr« des Körpers) wird aktiviert und die Energie kann wieder besser fließen.

Im nächsten Schritt erreichen wir einen Druckausgleich, indem wir künstlich einen Unterdruck erzeugen und diesen dann mit einem »Plopp« auflösen.

Die Übung »Eustachi-Balance« fördert also den Druckausgleich im Ohr und sorgt für bessere Energieverteilung zwischen dem Mittel- und dem Innenohr. Vielfältige Beschwerden werden dadurch positiv beeinflusst, zum Beispiel Sprachstörungen wie verzögertes Sprechen, Nuscheln, Stottern oder legasthenische Störungen wie Lese-Rechtschreib-Schwäche, aber auch Probleme mit dem Gleichgewichtssinn, die sich in Schwanken oder Torkeln zeigen.

Besteht ein Energieungleichgewicht zwischen Mittel- und Innenohr, fühlen wir uns oft wie betäubt (»taub«!) und matt. Auf der psychischen Ebene kann sich dies in der momentanen Unfähigkeit zeigen, auf unsere innere Stimme zu hören. Machen Sie diese Übung, wenn Sie sich matt und antriebslos fühlen. Die Übung hilft auch ganz konkret, wenn Ihre Ohren »zugefallen« sind – bei Start oder Landung im Flugzeug oder im Auto bei einer Bergfahrt.

So führen Sie die Übung aus

1 Streichen Sie mit Zeige-, Mittel- und Ringfinger Ihrer rechten Hand einmal vom rechten Nasenflügel her kommend unter dem Wangenknochen entlang in Richtung Ohröffnung. Enden Sie direkt vor der Ohröffnung. Arbeiten Sie mit Ihrer linken Hand immer gegengleich auf der linken Gesichtshälfte.

- Streichen Sie dann vom gleichen Nasenflügel ausgehend oberhalb des Wangenknochens entlang und weiter oberhalb der Ohrmuschel, um die Ohrmuschel herum über den Hals bis zum oberen Rand des Schlüsselbeins.
- Führen Sie diese beiden Schritte je fünf Mal aus.

2 Befeuchten Sie Ihre Hände mit Wasser, öffnen Sie den Mund (wichtig!) und legen Sie Ihre feuchten Hände auf die Ohren. Dabei drücken

1

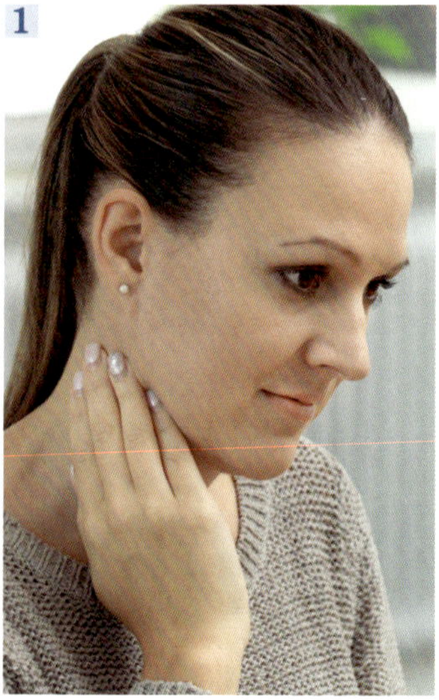

2

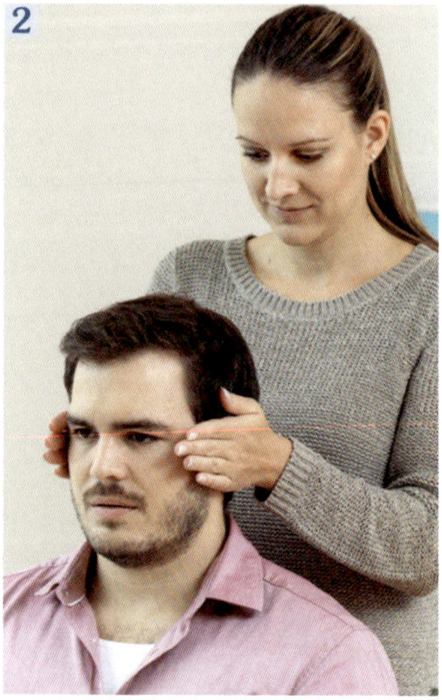

Sie die Handinnenflächen so gegen die Ohren, dass ein Vakuum entsteht. Dann nehmen Sie die Hände wieder von den Ohren weg und hören dabei ein leichtes »Plopp«. Dieser Teil der Übung lässt sich auch sehr gut als Partnerübung ausführen.

- Wiederholen Sie diesen Schritt zwei oder drei Mal und vergessen Sie nicht, den Mund dabei geöffnet zu lassen.

TIPP

Gegen den Druck auf den Ohren hilft auch: ein Kaugummi kauen, ein Bonbon lutschen oder mit einem Strohhalm trinken.

Die Muskulatur entspannen

Unter Einfluss von Stress erhöht sich bekanntlich die Muskelspannung. Der Körper macht sich bereit für Flucht oder Kampf. Meistens lösen wir diese Anspannung in der Stresssituation nicht durch körperliche Bewegung auf. Sie bleibt bestehen und erzeugt schmerzhafte Verkrampfungen in den Muskeln. Unbewusst weichen wir dem Schmerz durch eine veränderte Körperhaltung aus: Zum Beispiel halten wir den Kopf schief oder machen einen runden Rücken. Bleibt diese ungünstige Körperhaltung über längere Zeit bestehen, so können krankhafte Veränderungen an den Wirbeln (Skoliose) oder ein Rundrücken (»Buckel«) entstehen.

Mithilfe der Übungen in diesem Kapitel können Sie Ihre Muskulatur lockern und entspannen, aber auch schmerzhafte Verkrampfungen lösen.

Dehnen und lockern

! Beim Muskellockern müssen Sie keine Dehnungsrekorde aufstellen. Dehnen Sie nur so lange, wie es sich für Sie gut anfühlt. Es geht darum, die Muskeln wieder in einen angenehmeren Spannungsgrad zu bringen.

Wenn Ihre Muskulatur zu sehr angespannt ist, müssen Sie noch nicht unbedingt Schmerzen empfinden, aber Sie fühlen sich insgesamt nicht mehr wohl. Zudem verbrauchen Sie durch diese Muskelspannung viel Energie; dadurch ermüden Sie schnell oder fühlen sich nach einem Arbeitstag wie gerädert – ein deutlicher Hinweis auf fehlende Entspannung Ihrer Muskeln und auf einen unausgewogenen Energiefluss.

Die Muskeln lockern

Die Muskellockerungsübung bringt wohlige Entspannung nach einem anstrengenden Tag. Sie kann allein oder als Partnerübung gemacht werden.

So führen Sie die Übung ohne Partner aus

Schritt 1:

- Stellen Sie sich aufrecht hin oder sitzen Sie gerade.
- Legen Sie Ihre rechte Hand auf die linke Schulter. Massieren Sie mit dieser Hand Schulter- und Nackenmuskulatur, während Sie den linken Arm entspannt nach unten hängen und leicht kreisen oder vorwärts und rückwärts schaukeln lassen. Greifen Sie beim Massieren mit der Hand in den Muskel. Kneten Sie so den Schulterbereich durch.

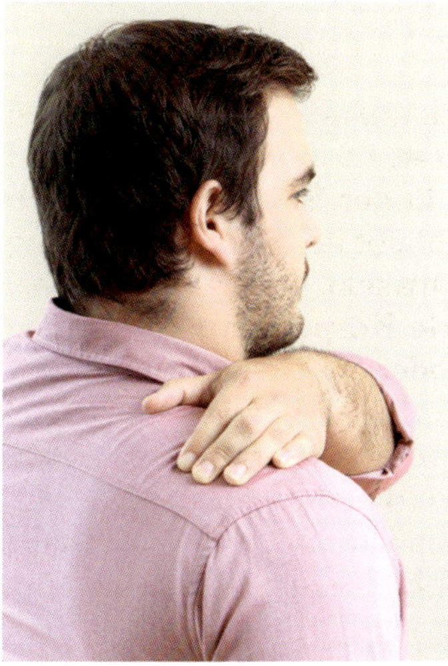

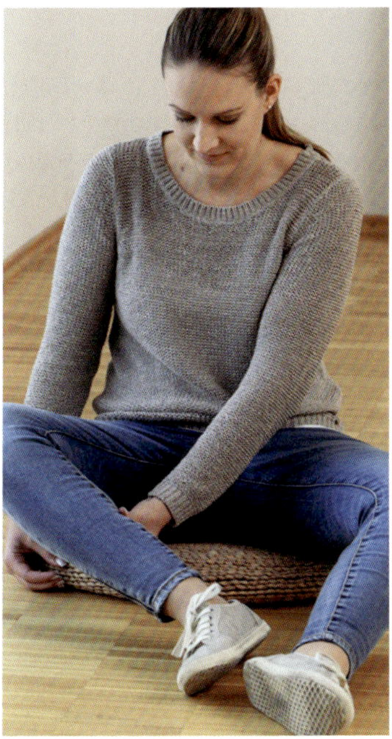

● Massieren Sie anschließend mit der linken Hand die rechte Schulter, während der rechte Arm locker schaukelt.

Schritt 2:

● Falls Sie bei Schritt 1 standen, setzen Sie sich jetzt bequem auf einen tiefen Sessel, ein Sofa oder auf den Boden und stellen Ihr rechtes Bein auf.

● Zupfen Sie mit der rechten oder linken Hand oder mit beiden Händen an der Rückseite des Unterschenkels, beginnend an der Achillessehne, die Wade entlang nach oben. Enden Sie oberhalb der Kniekehle. Beim Zupfen nehmen Sie etwas Muskelgewebe zwischen Daumen und Zeigefinger, ziehen leicht daran und lösen Ihren Griff dann wieder.

● Machen Sie dies mindestens zwei oder drei Mal. Stellen Sie dann das linke Bein hoch und wiederholen dieses Verfahren mit dem linken Bein, ebenfalls zwei oder drei Mal.

Verspannte Muskeln im Schulter- und Rückenbereich führen meist auch zu einer Verkrampfung der Muskeln an der Rückseite der Beine und Knie. Dadurch werden außerdem die Blutzirkulation und der Energiefluss zum Gehirn behindert.

So führen Sie die Übung mit Partner aus

Entspannen Sie zuerst die Arme:

- Sie stehen oder sitzen aufrecht und atmen ruhig und gleichmäßig. Ihr Partner stützt Ihren nach oben ausgestreckten Arm mit einer Hand am Ellbogen und stützt mit der anderen Hand Ihren Unterarm. Er hält Ihren Arm in dieser Position so weit oben, wie es für Sie angenehm ist.
- Beim nächsten Ausatmen drücken Sie mit circa 20 Prozent Ihrer Kraft den Arm nach außen unten, während Ihr Partner dem Druck standhält. Nachdem Sie gedrückt haben, entspannen Sie den Arm beim Einatmen wieder.

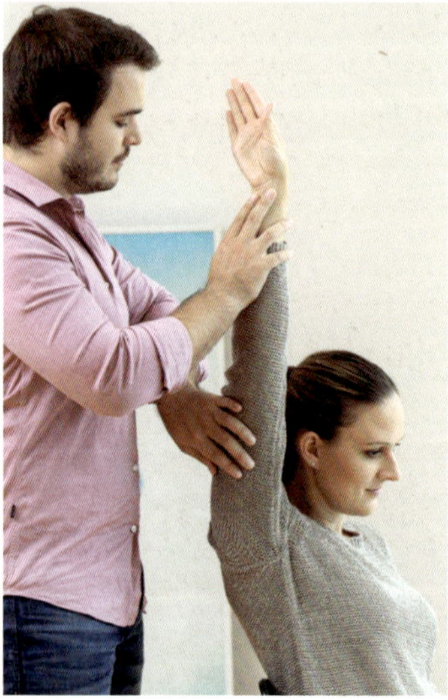

- Ihr Partner versucht nun, Ihren Arm in dieser Entspannungsphase noch ein bisschen weiter nach oben, in die entgegengesetzte Richtung zu bringen. Gehen Sie bei der Dehnung sanft bis an die Dehnungsschmerzgrenze. Wiederholen Sie diesen Ablauf, bis keine weitere *schmerzlose* Dehnung mehr möglich ist.
- Wechseln Sie den Arm und wiederholen Sie die beschriebenen Schritte, bis Sie alle Armstellungen durchgemacht haben. Sie halten also zum Beispiel den Arm gestreckt nach oben und drücken in der Ausatmungsphase in Richtung vorn unten, während Ihr Partner dagegenhält. Beim Einatmen entspannen Sie Ihren Arm und Ihr Partner drückt diesen in die entgegengesetzte Richtung nach oben hinten. Dehnen Sie auch in dieser Position bis an die Dehnungsschmerzgrenze.
- Sie können mit Ihrem Arm jede beliebige Position einnehmen und während des Ausatmens immer die Muskulatur anspannen, beim Einatmen locker lassen. Ihr Partner hält in der Anspannungsphase Ihrem Druck stand und dehnt in der Entspannungsphase (bei der Einatmung) gegen die Druckrichtung Ihres Arms.
Beispiel: Sie halten den Arm ausgestreckt oben und drücken in der Ausatmungsphase nach hinten unten. Gedehnt wird dann nach vorn oben. Setzen Sie diese Bewegungsrichtung so lange fort, bis Sie eine Dehnung spüren.
- Nach diesem Prinzip können Sie auch die Schultern und Beine entspannen. Beachten Sie immer den richtigen Atemrhythmus und die Dehnungsphase während des Einatmens.

TIPP

Gehen Sie tagsüber gedanklich immer mal wieder ganz bewusst durch Ihren Körper: Entspannen Sie ihn, vor allem die Schultern!

So entspannen Sie die Beine:

- Am besten legen Sie sich mit einer Unterlage auf den Boden. Ihr Partner bringt Ihr ausgestrecktes rechtes Bein so weit nach oben, wie es Ihnen angenehm ist. Das linke bleibt ausgestreckt liegen. Atmen Sie regelmäßig.
- Drücken Sie nun Ihr Bein – wieder mit ungefähr 20 Prozent Ihrer Kraft – beim Ausatmen nach unten gegen den Widerstand Ihres Partners, der das Bein weiter oben hält.
- Während des Einatmens lassen Sie das Bein locker und Ihr Partner versucht, es auf eine Ihnen angenehme Weise noch ein Stückchen weiter in Kopfrichtung zu dehnen.
- Wiederholen Sie diese Schritte mindestens fünf Mal und wechseln Sie dann zum linken Bein. Machen Sie die Übung mit dem linken Bein ebenfalls mindestens fünf Mal.

Auf Stress sollte immer Entspannung folgen. Werden Stressreaktionen zu lange aufrechterhalten oder wird unser Organismus kurz hintereinander immer wieder in den Stresszustand versetzt, führt dies zu Daueranspannung. Schmerzen sind die Folge.

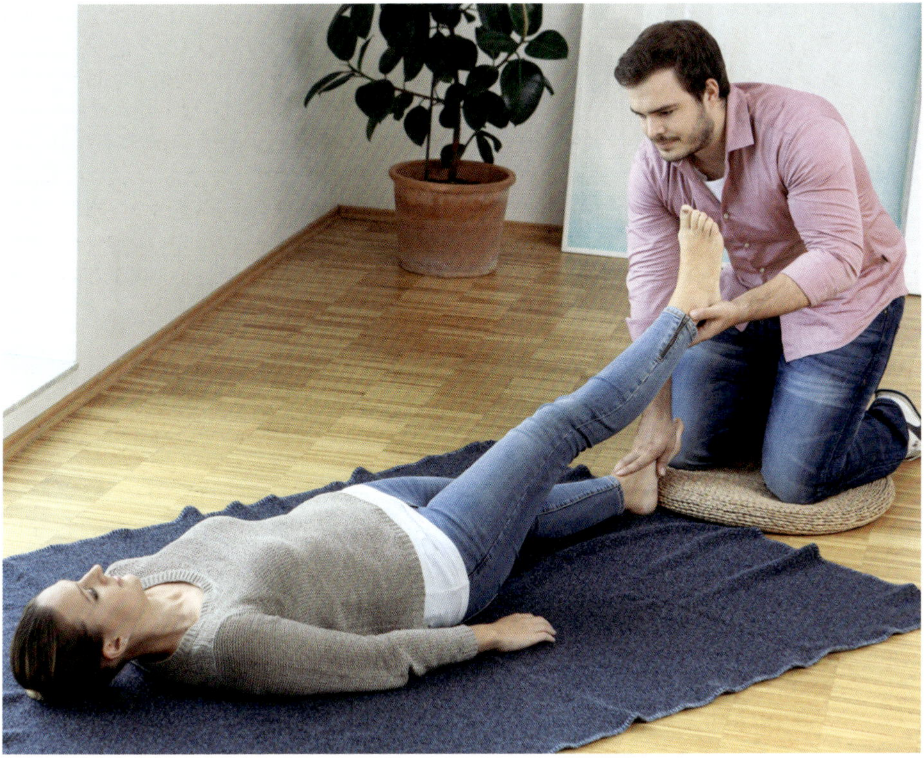

TIPP

Entspannen Sie Ihr Kiefergelenk während des Tages immer mal wieder. Kontrollieren Sie dabei auch gleich Ihre Körperhaltung: Wo spüren Sie Anspannung? Lassen Sie diese ganz bewusst los.

Kiefergelenkentspannung

Manche Menschen beißen, wenn sie angespannt sind, im wahrsten Sinne des Wortes die Zähne zusammen. Das führt zu Verspannungen der Kaumuskulatur. Auch nächtliches Zähneknirschen kann sich morgens mit einem Schmerz in dieser Muskelpartie bemerkbar machen. Dann hilft diese Übung.

Hier wird mit einer sanften Technik so gearbeitet, dass der Muskel von selbst die Anspannung loslässt und in die Entspannung geht. Der Trick dabei: Wir verstärken zuerst die Anspannung, denn das ist für den Muskel einfacher, als sich zu entspannen. Erst dann entspannen wir den Muskel.

So führen Sie die Übung aus

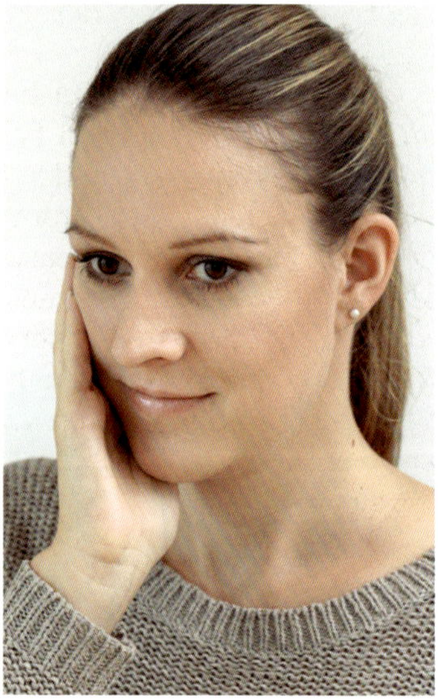

- Legen Sie Ihre rechte Hand auf die rechte Wange, die linke Hand auf die linke Wange. Platzieren Sie dabei Ihre Hände so, dass der Daumen unten am Unterkieferknochen liegt und der Zeigefinger vor dem Ohr. Die restlichen Finger schließen am Zeigefinger an und liegen auf der Wange.
- Schieben Sie nun ganz leicht und sanft Ihre Hände nach oben in Richtung Schläfe. Machen Sie dies langsam und sachte. Sie werden spüren, wie die Muskulatur des Kiefergelenks mitgeht. Schieben Sie so lange in diese Richtung, bis Sie merken, dass es nicht mehr weitergeht.
- Dann schieben Sie langsam und sanft nach unten in Richtung Kinn. Das ist die Entspannungsrichtung. Wichtig ist auch hier, dass Sie langsam und behutsam vorgehen, dann spüren Sie, wie die Muskulatur nachgiebig wird und Ihnen in die Entspannungsrichtung folgt.
- Atmen Sie ruhig und gleichmäßig. Schieben Sie so lange nach unten, bis Sie spüren, wie sich die Muskulatur des Kiefergelenks lockert.
- Lösen Sie dann langsam Ihre Hände von den Wangen.
- Wiederholen Sie die Übung nach Bedarf, wenn Sie das Gefühl haben, dass die Muskulatur noch angespannt ist.

Muskelverspannungen auflösen

Der Spannungsgrad unserer Skelettmuskulatur, der Muskeltonus, wird vom Zentralen Nervensystem (ZNS, bestehend aus Gehirn und Rückenmark) gesteuert. Bewegen wir uns, werden Reize von bestimmten Nervenfasern des ZNS zu einem Muskel (oder zu mehreren) geleitet. Diese Impulse nimmt der Muskel auf und setzt sie in Anspannung oder Entspannung um. Durch entsprechende Reize des ZNS zieht sich der Muskel zusammen, er verkrampft. Im Muskelbauch sitzen die Spindelzellen. Sie regulieren den Grad der Anspannung im Muskel. Der Spindelzellmechanismus misst dabei die momentane Anspannung des Muskels und sendet diese Information an das ZNS. Vereinfacht kann man sich diesen Vorgang so vorstellen: Ist der Muskel angespannt, sind die Spindelzellen dicht beieinander. Ist der Muskel entspannt, liegen sie weiter auseinander.

Ein Krampf im Muskel bedeutet, dass dieser zu stark angespannt ist. In diesem Fall können wir uns das Rückmeldesystem im Muskel, den Spindelzellmechanismus, zunutze machen: Um den Krampf zu lösen, verkürzen wir mit den Händen den Muskelbauch, indem wir ihn in Muskelfaserrichtung zusammendrucken. Das heißt, wir verstärken mechanisch die Anspannung des Muskels, sodass der Abstand der Spindelzellen zueinander kleiner wird. Die Spindelzellen signalisieren diese verstärkte Anspannung ans Gehirn. Dadurch schaltet dieses auf Entspannung, der Muskel wird locker.

TIPP

Prinzipiell können Sie diese Spindelzell-Technik bei jedem verkrampften Muskel anwenden. Beachten Sie dabei aber bitte, in welche Richtung die Muskelfasern verlaufen. Denn die Spindelzellen, die wir stimulieren, liegen parallel zu den Muskelfasern.

Hilfe bei Wadenkrampf

Fühlt sich Ihre Wadenmuskulatur nach einem Krampf immer noch hart und angespannt an, dann führen Sie diese Übung durch. Sie entspannt die Wadenmuskulatur.

Diese Technik eignet sich zum Auflösen unterschiedlicher Muskelkrämpfe, nicht nur bei einem Wadenkrampf. Sie entspannt auch den Nacken- und Schulterbereich oder die Kaumuskulatur.

So führen Sie die Übung aus

- Drücken Sie die Muskulatur in der Wadenmitte mit Ihren beiden Daumen leicht zusammen, um die Spindelzellen zu stimulieren. Sie können dabei sitzen und das verkrampfte Bein aufstellen.
- Setzen Sie also mit Ihren beiden Daumen in der Wadenmitte an – die Daumen haben einen Abstand von 8 bis 10 Zentimetern zueinander –

Auch Kalium- oder Magnesiummangel kann für wiederkehrende Wadenkrämpfe verantwortlich sein. Lassen Sie sich gegebenenfalls von Ihrem Arzt untersuchen.

und schieben Sie die Daumen mit kräftigem Druck aufeinander zu. Arbeiten Sie in der Längsrichtung, nicht quer zur Wade.

- Wechseln Sie die Position immer wieder und wiederholen Sie das Drücken an mehreren Stellen in der Wadenmitte, bis Sie Erleichterung spüren.

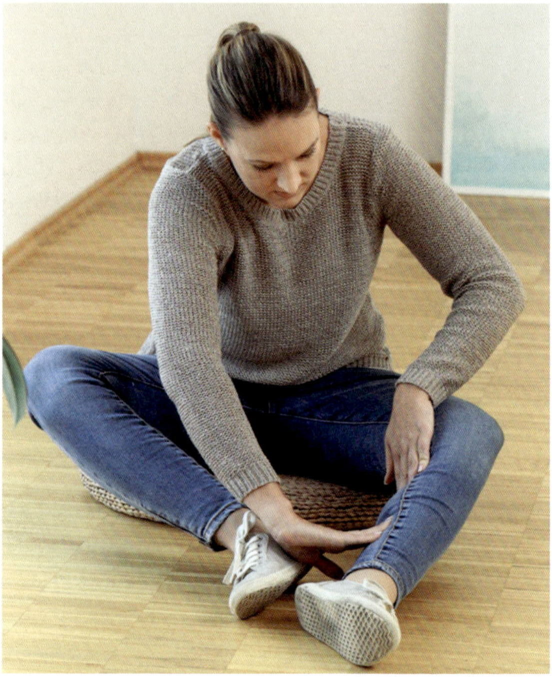

Den Schulterbereich entspannen

Verspannungen im Schulterbereich sind keine Krämpfe, sondern Folgen einer meist durch körperlichen oder psychischen Stress hervorgerufenen Daueranspannung. Dadurch verändert sich die Körperhaltung, was langfristig zu Schmerzen führt. Die folgende Übung bringt bei akuten Schmerzen schnell Erleichterung.

So führen Sie die Übung ohne Partner aus

1 Legen Sie den linken Arm über die rechte Schulter, spreizen Sie Ihren Daumen von den restlichen Fingern ab und bewegen Sie den Daumen und die anderen Finger drückend aufeinander zu.

- Die Handhaltung ist dabei so, dass der Daumen in Richtung Wirbelsäule zeigt und die anderen Finger zum rechten Oberarm weisen.
- Machen Sie das mindestens vier Mal und kneten Sie so den oberen Schulterbereich durch.
- Dann wechseln Sie die Seite und bearbeiten mit der rechten Hand Ihren linken Schulterbereich auf dieselbe Weise.

!

Langfristig bessern sich Beschwerden im Schulterbereich nur dann, wenn Sie ihre eigentliche Ursache beseitigen, etwa Überforderung am Arbeitsplatz, falsche Sitzhöhe beim Schreiben am Bildschirm oder Bewegungsmangel.

So führen Sie die Übung mit Partner aus

2 Ihr Partner drückt mit beiden Daumen oder mit den gestreckten Fingern beider Hände, die in einem Abstand von circa 5 Zentimetern zueinander liegen, diese aufeinander zu. Er übt dabei einen Druck aus, der in die Tiefe der Muskulatur geht.

- Die Arbeitsrichtung verläuft quer zur Wirbelsäule.

1

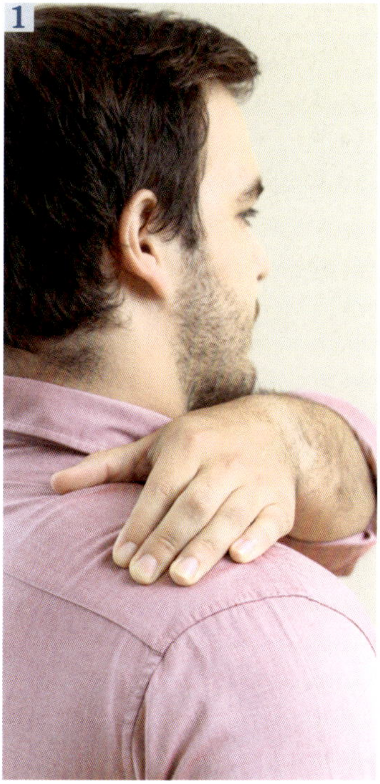

2

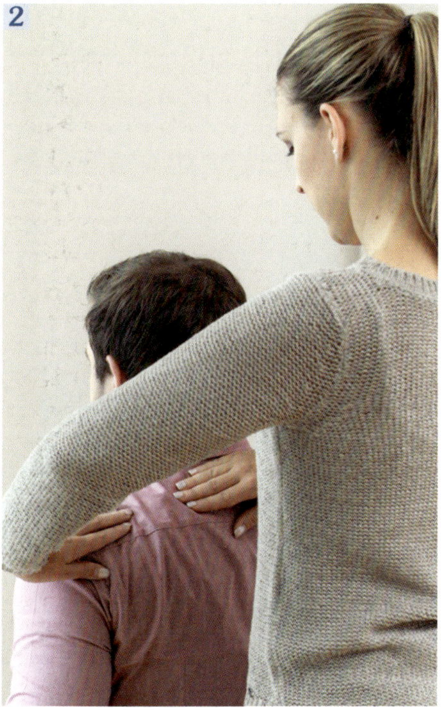

Schmerzen – was tun?

Schmerz hat immer eine körperliche und eine emotionale Komponente. Nehmen Sie Ihren Schmerz nicht einfach nur hin, sondern machen Sie sich auch Gedanken darüber, welches persönliche Thema damit möglicherweise auf sich aufmerksam machen möchte. Immer mal wieder werden wir von Schmerzen geplagt, deren Ursache harmlos ist, die aber dennoch äußerst unangenehm sein können. Kopfschmerzen bei Wetterwechsel oder Überanstrengung etwa, das Ziehen im Rücken, der verspannte Nacken oder Prellungen, Schnittverletzungen oder Verstauchungen setzen uns gelegentlich ganz schön zu. Der Griff zur Schmerztablette ist nur eine Notlösung. Die Kinesiologie bietet Alternativen: Sanfte Techniken, die wie biologische Schmerzmittel wirken, lindern Beschwerden ohne Nebenwirkungen.

Alle hier gezeigten Übungen eignen sich auch für die Anwendung bei Kindern.

Schmerzlinderung durch Aktivieren und Ausgleichen des Energieflusses

Die Kinesiologie geht davon aus, dass Energieblockaden in den Meridianen Schmerzen auslösen können. Indem wir also den Energiefluss anregen und ausgleichen, können wir den Schmerz auflösen. Werden die Schmerzen durch energetische Blockaden hervorgerufen, beheben wir somit auch ihre eigentliche Ursache. Falls die Schmerzen von einer Verletzung (Schnittwunde, Verstauchung, Prellung) herrühren, können wir mit den kinesiologischen Techniken ihre Ursache zwar nicht beseitigen, aber wir wirken positiv auf die Schmerzempfindung ein und regen die Selbstheilungskräfte des Körpers an. Auch wenn der Schmerz nach Anwendung dieser Techniken weg sein sollte, schonen Sie die schmerzende Stelle weiterhin. Denn der Schmerz hat auch die Aufgabe, Sie darauf aufmerksam zu machen, dass Ihr Körper Ruhe braucht, um sich zu erholen.

!

Haben Sie Schmerzen, deren Ursache Sie sich nicht erklären können, oder Beschwerden, die regelmäßig wiederkehren, sollten Sie unbedingt einen Arzt oder Therapeuten aufsuchen.

Erste Schritte

- Stufen Sie zunächst Ihren Schmerz von der Stärke her auf einer Skala von 1 bis 10 ein. Die 1 bedeutet eine leichte Schmerzempfindung, 10 stellt einen schier unerträglichen Schmerz dar. Falls Sie Ihrem

Schmerz den Wert 10 zuteilen, sollten Sie in jedem Fall zunächst Ihren Arzt aufsuchen.

- Machen Sie dann die Übung »Tageszeitbalance« (siehe Seite 43 ff.).
- Massieren Sie alle neurolymphatischen Punkte, wie auf Seite 98 ff. beschrieben. Massieren Sie schmerzhafte Punkte etwas länger, bis Sie weniger schmerzhaft sind.
- Stufen Sie dann Ihren Schmerz erneut auf der Skala ein. Ist er weiterhin so stark, dass Sie noch etwas tun möchten, machen Sie die Übung »Schmerzbalance«.

Schmerzbalance

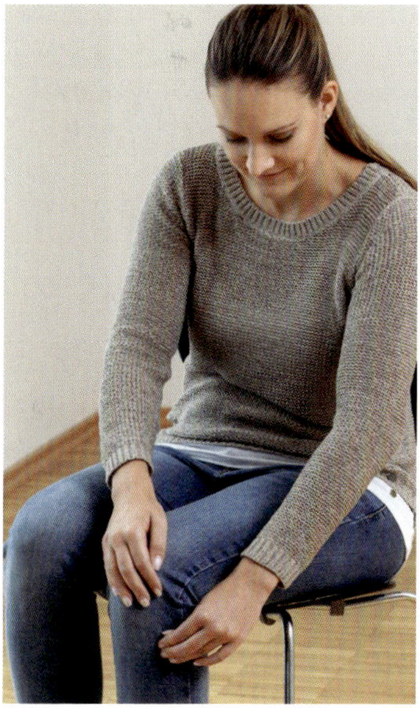

Machen Sie immer zuerst eine Tageszeitbalance, bevor Sie mit der Schmerzbalance beginnen. Indem Sie mit der Tageszeitbalance den Energiefluss in allen Meridianen gleichermaßen anregen, vermeiden Sie, dass sich eine mögliche Energieblockade und damit der Schmerz nur verlagert. Letzteres kann sich darin zeigen, dass es Ihnen nach der Schmerzbalance möglicherweise an einer anderen Stelle weh tut als zuvor.

Außerdem ist die Schmerzbalance wirkungsvoller, wenn Sie sich an die angegebene Reihenfolge halten.

So führen Sie die Übung aus

- Stufen Sie Ihren Schmerz erneut auf der Schmerzskala von 1 bis 10 ein.
- Suchen Sie mithilfe der Abbildungen auf den Seiten 50 ff. den Meridian, der dem Schmerzpunkt am nächsten liegt oder vielleicht sogar direkt über die schmerzende Stelle verläuft.
- Berühren Sie jetzt mit einer Hand, egal mit welcher, die schmerzende Stelle, oder falls Ihnen das unangenehm ist, legen Sie Ihre Hand direkt daneben. Auf dem Foto ist das Knie die schmerzende Stelle.
- Dann tasten Sie mit der anderen Hand, entweder vom Anfangs- oder vom Endpunkt des passenden Meridians ausgehend, den Meridian ab und bewegen sich dabei auf die schmerzende Stelle zu. Es ist sinnvoll, von dem Punkt aus zu beginnen, der der Schmerzstelle näher liegt.

Im hier gezeigten Beispiel wird der Magenmeridian vom Endpunkt bis zum Schmerzpunkt abgetastet.

- Zum Abtasten können Sie entweder den Daumen oder die restlichen vier Finger nehmen, die Sie dann nebeneinander legen und leicht zusammendrücken. Mit vier Fingern geht das Abtasten schneller, weil Sie damit eine größere Fläche bearbeiten können. Wählen Sie aber die Form, die Ihnen am meisten zusagt.
- Fahren Sie mit Ihren Fingern bei leichtem Druck den Meridian entlang, als ob Sie unter der Hautoberfläche etwas ertasten wollten.
- Falls Sie auf dem Meridian auf eine schmerzende Stelle treffen, massieren Sie diesen Punkt so lange, bis der Schmerz dort nachlässt. Während Sie solch einen schmerzhaften Punkt massieren, kann es vorkommen, dass die ursprüngliche Schmerzstelle plötzlich noch mehr weh tut. Massieren Sie dann den schmerzenden Punkt auf dem Meridian so lange, bis die Schmerzen an der ursprünglichen Schmerzstelle wieder schwächer werden.
- Fahren Sie fort, den Meridian mit etwas Druck in Richtung Schmerzstelle abzutasten. Sobald die Schmerzen verschwinden, können Sie mit dem Abtasten aufhören, auch wenn Sie noch nicht an der Schmerzstelle angelangt sind.
- Sind Sie an der Schmerzstelle angekommen und der Schmerz dauert an, beginnen Sie mit dem Abtasten am anderen Ende des Meridians: je nachdem, wo Sie begonnen haben, am Anfangs- oder Endpunkt. Von dort arbeiten Sie sich wieder auf die Schmerzstelle zu, während Ihre andere Hand auf oder neben der Schmerzstelle liegt.
- Falls Sie auch hier wieder auf schmerzende Stellen im Meridianverlauf stoßen, verfahren Sie wie bereits beschrieben.
- Wenn der Meridian von beiden Seiten herkommend abgetastet wurde und der Schmerz immer noch besteht, hören Sie mit dem Abtasten auf. Eventuell ist der Schmerz dann schwächer geworden. Stellen Sie das fest, indem Sie ihn erneut auf der Schmerzskala einstufen.

Falls Sie möchten, prüfen Sie, ob vielleicht ein anderer Meridian – der ebenfalls in der Nähe des Schmerzpunktes verläuft – für das Abtasten infrage kommen könnte, und wiederholen Sie dann das gesamte Verfahren.

Alternativ dazu bietet es sich auch an, erneut die neurolymphatischen Punkte zu massieren (siehe Seite 98 ff.).

!

Schmerzen sind immer auch Zeichen dafür, dass Energie nicht fließen kann.

ESR bei Schmerzen

Wenn Sie Schmerzen haben, ist meist auch Ihre Stimmung getrübt. Sie fühlen sich schwach, lustlos und zu nichts in der Lage. Körperlicher Schmerz hat also auch immer eine emotionale Komponente. Er löst emotionalen Schmerz aus. Umgekehrt kann eine belastete Psyche handfeste körperliche Probleme hervorrufen. Darin bestätigt sich die Auffassung der Kinesiologie vom Menschen als Einheit von Körper, Seele und Geist.

Schmerzlinderung muss also nicht unbedingt auf der körperlichen Ebene ansetzen. Auch wenn Sie sich mit Ihren Emotionen beschäftigen, kann der Schmerz aufgelöst werden. Dies geht besonders gut mit der ESR-Technik (siehe Seite 75), die Sie bereits kennen.

So führen Sie die Übung aus

- Setzen Sie sich bequem hin oder legen Sie sich auf Ihr Bett oder ein Sofa.
- Berühren Sie mit einer Hand (egal, mit welcher) die Schmerzstelle. Die andere Hand legen Sie auf Ihre Stirnbeinhöcker oder ganz auf die Stirn. Stützen Sie Ihre Arme eventuell mit einem Kissen ab, damit Sie diese Position entspannt beibehalten können.
- Während Sie es sich in dieser Haltung so bequem wie möglich machen, überlegen Sie ganz in Ruhe, mit welchem emotionalen Thema Ihr Schmerz in Verbindung stehen könnte. Anhaltspunkte können zum Beispiel die Körperseite sein, auf der sich der Schmerz zeigt, bestimmte Gliedmaßen (Arme, Beine) oder Körperstellen (Schultern, Nacken). Lesen Sie dazu auch die nachfolgenden Abschnitte.

»Wo drückt der Schuh?«

Bestimmte Körperteile, in denen sich der Schmerz niederschlägt, können für spezielle unbewältigte Themen oder Probleme in Ihrem Leben stehen. Wir geben Ihnen im Folgenden einige Gedankenanstöße zu diesem Thema.

Die Psyche kann mit körperlichen Symptomen auf unbewältigte Probleme aufmerksam machen.

Die rechte Körperseite

Die rechte Körperseite, die von der linken Gehirnhälfte gesteuert wird (vgl. die Funktionen der rechten und linken Gehirnhälfte, Seite 65), steht für Themen der Kontrolle. Das kann zum Beispiel der Versuch sein, über sich oder andere die Kontrolle zu behalten, oder die Angst, diese Kontrolle zu verlieren.

Die rechte Körperseite ist auch die Seite der sogenannten »männlichen« Energie: Hier äußern sich Themen wie Logik, Analyse, Details. Es kann sich aber auch um männliche Mitmenschen drehen, die vielleicht mit dem Schmerz in Verbindung stehen, zum Beispiel der Vater (oder vom Vater übernommene Verhaltensmuster), der Bruder, der Ehemann, die Rolle des Mannes, der Sohn, Nachbar und so weiter. Außerdem geht es bei Schmerzen an der rechten Körperseite um Themen, die mit Manifestation (Offenlegung) zu tun haben: Was von dem, was Ihnen im Leben wichtig ist, setzen Sie tatsächlich um? Dabei spielt die Frage eine Rolle, ob Sie es geschafft haben, neu gewonnene Überzeugungen in neue Verhaltensweisen umzusetzen. Oft ist es so, dass wir vom Kopf her schon lange wissen, was für uns richtig oder besser wäre. Aber wir schaffen es noch nicht, dies zu verwirklichen.

Ein Beispiel: Sie sind eine Frau und haben einen Schmerzpunkt im rechten Oberschenkel. Es könnte sein, dass sich dahinter ein Problem mit Ihrem Vorwärtsgehen beziehungsweise Vorankommen verbirgt. Vielleicht haben Sie von Ihrem Vater ein Glaubensmuster übernommen, das besagt, dass Frauen eine eher passive Rolle zukommt und sie nicht aktiv auf Ihr Ziel zugehen müssen. Sobald Ihnen dies über den Schmerz bewusst geworden ist, können Sie sich überlegen, wie Sie Ihr Ziel aktiv verwirklichen. Legen Sie dazu konkrete Schritte fest: Zum Beispiel könnten Sie sich als Erstes um eine attraktivere Stelle bewerben.

Die linke Körperseite

Die linke Körperseite, die von der rechten Gehirnhälfte gesteuert wird, hat – entsprechend ihrer Funktion – andere Themen, wie etwa die eigene Kreativität, aber auch deren Verleugnung, wenn Sie zum Beispiel nicht bereit sind, Ihre kreativen Möglichkeiten zur Lösung eines Problems auszuschöpfen. Es geht hier auch um die Fähigkeit der Annahme, zum Beispiel, ob Sie in Ihrem Leben eine Sache oder ein Problem annehmen können, wie es ist, oder nicht. Oder auch darum, ob Sie neue Glaubensgrundsätze (»Ich schaffe es« statt »Ich bin ein Versager«) in Ihrem Leben annehmen können.

Die linke Körperseite (rechte Gehirnhälfte) symbolisiert das große Ganze, den Überblick. Für diese Körperseite stehen alle Farben, Gerüche, Musik oder Rhythmus sowie die »weibliche« Energie. Dazu gehören Themen wie die Rolle der Frau oder Glaubensmuster, wie sich Frauen zu verhalten haben. Zeigt sich der Schmerz auf der linken Körperseite, macht sich Ihr Problem vielleicht an Verhaltensweisen fest, die Sie von Ihrer Mutter übernommen haben.

Schmerzen sind Warnzeichen. Dauern sie länger an, sollten Sie zum Arzt gehen.

Oder Sie haben einen Konflikt mit Ihrer Mutter, der Stress erzeugt. Das kann sich auch auf andere weibliche Personen wie Schwester, Oma, Tochter oder Ehefrau beziehen.

Die Vorder- und die Rückseite des Körpers

Die Körperrückseite repräsentiert allgemein Themen aus der Vergangenheit (»das, was hinter uns liegt«), die Körpervorderseite betrifft die Gegenwart, aktuelle Probleme und die Zukunft.

Die Körpermittellinie

Die Körpermittellinie hat Bezug zu spirituellen, geistigen Themen. Das sind Dinge, die damit zu tun haben, dass unsere geistige Ebene »verwundet« wurde, weil wir nicht das ausgedrückt haben, was von unserer Persönlichkeit her wirklich wichtig gewesen wäre – unser höchstes Gut. Das kann zum Beispiel der Fall sein, wenn wir immer wieder unsere Originalität oder unser Interesse unterdrückt haben oder nicht nach unserer Intuition handelten. Oder wenn wir im Umgang mit anderen nicht das ausdrücken, was uns tatsächlich beschäftigt oder unseren Neigungen entspricht.

Die Schultern

Die Schultern haben oft etwas mit der Last zu tun, die wir zu tragen haben.

Die Hände

Sie stehen in Verbindung zum Thema »Halten und Behalten«. Sie weisen aber auch auf etwas hin, nach dem wir greifen oder das wir loslassen möchten.

Die Oberschenkel

Die Oberschenkel mit ihren vielen Muskeln, die mit der Fortbewegung zusammenhängen, können mit dem Vorwärtskommen oder der Behinderung dieses Vorwärtsgehens zusammenhängen.

Die Knie

Bei den Knien geht es um Beugung. Deshalb kann es in diesem Zusammenhang interessant sein, ob es etwas gibt, was einen in die Knie zwingt. Achten Sie auf Ihren Sprachgebrauch: »in die Knie gehen«, »auf die Knie fallen« und so weiter.

Wer sich dafür interessiert, wie sich emotionale Themen auf der körperlichen Ebenen zeigen, kann in Kursen mit dem Titel *Telling the story* (zu Deutsch etwa: Die Geschichte erzählen) von den Begründern von *Three In One Concepts* mehr darüber erfahren.

Die Füße

Sie stellen unsere Verbindung zur Erde dar, wie es in der Redewendung »mit beiden Füßen auf dem Boden stehen« zum Ausdruck kommt. Die Füße tragen uns zu unseren Zielen oder bringen uns fort von da, wo wir nicht sein möchten. Mit ihnen »stehen« wir zu etwas.

Die Verdauung

Schmerzen, die mit der Verdauung in Zusammenhang stehen, zum Beispiel Magen- oder Darmbeschwerden, hängen häufig mit unterdrücktem Zorn zusammen. Es geht um Themen, die nur schwer zu verdauen sind und deren »Ausscheidung« Ihnen schwerfällt. Es geht hier um das Loslassen von Gefühlen, Gedanken oder Einstellungen, unter denen Sie zwar leiden, die Sie aber dennoch nicht ändern oder aufgeben möchten. Überlegen Sie, was Ihnen vielleicht schwer im Magen liegt oder was Sie nicht schlucken können, woran Sie noch zu kauen haben.

Bei Emotionen wie Zorn, Wut und Enttäuschung, fällt es uns manchmal nicht leicht, diese umzuwandeln und loszulassen, vor allem, wenn wir sie mit einer Person in Verbindung bringen. Häufig haben wir das Gefühl, die betreffende Person mit diesem Gefühl »bestrafen« zu müssen. Denken Sie aber daran: Nicht die andere Person trägt dieses Gefühl in sich und muss ständig damit umgehen, sondern Sie selbst! Letztendlich »vergiften« wir uns selbst mit »schlechten Gefühlen«.

Wenn wir also anderen verzeihen und die Emotionen umwandeln (siehe Seite 75 ff.), profitieren wir selbst am meisten davon, da wir uns wieder für »positive Emotionen« öffnen und dieses gute Gefühl in uns spüren. Der Verdauungsapparat reagiert oft besonders sensibel auf Stress und Anspannungen und dementsprechend auf Signale vom vegetativen Nervensystem. Nutzen Sie deshalb regelmäßig die Möglichkeit, Ihren Stress »herunterzufahren«, indem Sie Übungen wie zum Beispiel: ESR, die Cook-Übung, die Kiefergelenkentspannung oder autogenes Training anwenden.

Die Augen

Die Augen melden sich vielleicht, wenn es in Ihrem Leben etwas gibt, was Sie nicht sehen, nicht zur Kenntnis nehmen wollen. Oder falls das, was Sie gesehen haben, für Sie problematisch ist. Gibt es etwas oder jemanden, den Sie nicht mehr sehen können? Was hätten Sie sehen sollen und wollten es nicht sehen?

Die Ohren
Wollten Sie etwas nicht hören oder haben Sie etwas gehört, was nicht für Ihre Ohren bestimmt war und Sie jetzt belastet? Oder war es einfach nur zu viel, was Sie gehört haben?

Der Hals
Haben Sie etwas geschluckt, statt es auszusprechen? Hat das Problem mit etwas zu tun, was Sie (oder *wie* Sie es) gesagt haben?

Die Nase
Wovon haben Sie die Nase voll? Wen oder was können Sie nicht mehr riechen, was »stinkt« Ihnen?

Der Mund
Haben Sie etwas (zum Beispiel eine Formulierung, eine Überzeugung) aufgenommen, was nicht gut für Sie ist? Haben Sie etwas nicht aufgenommen, was Ihnen geholfen hätte? Waren Sie zu verschlossen und haben etwas zurückgehalten, was Sie hätten äußern sollen?

ESR mit Farben

Farben stehen für Gefühle, auch für solche, die uns im Moment gar nicht bewusst sind. Indem wir die Farbensymbolik in die ESR-Technik einbeziehen, erreichen wir auch die unterbewusste Ebene von Problemen. Wie Sie aus Ihren Träumen wissen, drückt unser Unterbewusstsein Themen, die uns beschäftigen, häufig in Symbolen aus. Auch Farben sind Symbole. Durch die Kombination der Farbwirkung mit der ESR-Technik bauen wir nicht nur emotionalen Stress ab, sondern bringen auch auf der unterbewussten Ebene etwas in Bewegung: Wir können den Schmerz leichter loslassen.

!

Wird die ESR-Übung mit Farbvorstellungen kombiniert, kann sie helfen, körperliche Schmerzen zu lindern – ein deutlicher Hinweis auf die Einheit von Körper, Seele und Geist im Menschen

So führen Sie die Übung aus

- Stufen Sie Ihren Schmerz oder Ihr Problem auf der Schmerzskala von 1 bis 10 ein.
- Legen oder setzen Sie sich bequem hin: Legen Sie eine Hand auf die Stirn, berühren Sie mit der anderen Hand Ihren Hinterkopf. Stützen Sie dabei den Ellbogen mit einem Kissen ab.
- Finden Sie heraus, wo genau der Schmerz sitzt. Mit welcher Farbe können Sie den Schmerz am ehesten in Verbindung bringen? Ist es

vielleicht die Farbe Schwarz? Dann überlegen Sie, wo überall dieses Schwarz in Ihrem Körper zu finden ist.

- Lassen Sie diese Farbe dann aus Ihrem Körper fließen oder »schrubben« Sie das Schwarz weg – die Farbe soll aus Ihrem Körper verschwinden! Wenn Sie die Farbe wirklich vollständig loswerden möchten, fällt Ihnen sicherlich ein, welche Methode für Sie am besten wirkt (ausfließen lassen, saugen, schrubben, wegatmen …).
- Stellen Sie sich vor, wie Sie sich fühlen *möchten* (zum Beispiel: beweglich, entspannt, locker oder erfrischt) und welche Farbe für dieses neue Gefühl am besten passen könnte. Ist es vielleicht Hellblau oder Gelb? Sie sind in der Wahl der Farbe völlig frei.
- Füllen Sie die neue Farbe dahin, wo zuvor das Schwarz (beziehungsweise Ihre Farbe für den Schmerz) war, oder füllen Sie den ganzen Körper mit dieser neuen Farbe und dem dazugehörigen positiven Gefühl aus. Konzentrieren Sie sich nochmals auf dieses Gefühl.
- Ist Ihnen das neue Gefühl angenehm oder möchten Sie etwas daran verändern? Falls Sie es verändern möchten, können Sie das tun, indem Sie noch eine weitere Farbe dazunehmen: Füllen Sie beispielsweise eine Körperseite mit Gelb, die andere mit Blau, oder die Arme mit Gelb, den Rest des Körpers mit Blau. Oder fügen Sie der Farbe Muster in einer anderen Farbe hinzu; oder arbeiten Sie zusätzlich mit Symbolen, zum Beispiel mit der Vorstellung: »Ich bin ganz mit Gelb gefüllt und trage auf dem Kopf eine große blaue Blume …« (oder Sie tragen einen Edelstein auf der Stirn …). Ihrer Fantasie sind keine Grenzen gesetzt.
- Behalten Sie die neue Farbe in sich und stellen Sie sich vor, wie Sie sich bewegen, wie Sie frei und beweglich sind. Zusätzlich können Sie sich auch eine Situation vorstellen, in der das Problem normalerweise häufig aufgetreten ist,in der Sie sich jetzt aber mit der neuen Farbe wohl und entspannt fühlen. Verändern Sie Ihre Vorstellung so lange, bis es für Sie passt.
- Wenn Sie damit fertig sind, stufen Sie Ihren Schmerz erneut auf der Skala ein: Auch wenn der Schmerz vielleicht nicht ganz weg ist, fühlen Sie sich sicherlich wohler. Wenn Sie weiter an Ihrem Schmerz arbeiten möchten, wählen Sie eine zusätzliche Übung, wie zum Beispiel die Schmerzbalance (Seite 115) oder eine andere hier beschriebene Technik.

ESR mit Atmen

Auch der Atem kann in die ESR-Technik einbezogen werden und hilft, den Schmerz zu lösen.

TIPP

Bei der Übung »ESR mit Atmen« ist es oft hilfreich, wenn Ihnen ein Partner die gezielten Fragen über die Art Ihrer Schmerzen stellt, während Sie in der ESR-Position bleiben. Sie können die Fragen aber auch für sich allein durchgehen.

So führen Sie die Übung aus

- Nehmen Sie im Liegen oder Sitzen eine bequeme Haltung ein. Beide Hände berühren die Stirnbeinhöcker oder: eine Hand liegt auf der Stirn, die andere hält den Hinterkopf.
- Aktivieren Sie dann Ihren Schmerz; bringen Sie sich zum Beispiel in eine Position, in der er stärker spürbar ist. Bewerten Sie den Schmerz dann auf der Schmerzskala von 1 bis 10.
- Beschreiben Sie jetzt den Schmerz so genau wie möglich und bleiben Sie dabei in der ESR-Position. Folgende Überlegungen könnten Ihnen dabei helfen:
  - An welcher Stelle sitzt mein Schmerz?
  - Wie groß ist die Schmerzstelle
  - Hat die Stelle eine bestimmte Farbe oder Beschaffenheit, ist sie zum Beispiel hart wie Stein, kalt oder gefühllos, weich und/oder schwammig?
  - Wie ist der Schmerz? Ist er pochend, klopfend, stechend oder bewegt er sich im Kreis?
- Überlegen Sie sich so viele Details wie möglich und konzentrieren Sie sich weiter auf den Schmerz.
- Atmen Sie tief ein und aus und finden Sie einen ruhigen Atemrhythmus. Beobachten Sie dabei, in welcher Atemphase – beim Aus- oder Einatmen – der Schmerz nachlässt. Lassen Sie den Schmerz in dieser Phase mit jedem Atemzug mehr und mehr los, indem Sie in die Schmerzstelle und durch den Schmerz hindurch atmen. Atmen Sie in dieser Haltung ungefähr 1 Minute oder bei Bedarf auch länger.
- Beschreiben Sie den Schmerz noch einmal im Detail. Hat er sich verändert? Stufen Sie den Schmerz erneut auf der Schmerzskala ein. Häufig lässt der Schmerz nach dieser Übung nach. Falls nicht, wiederholen Sie die Übung.

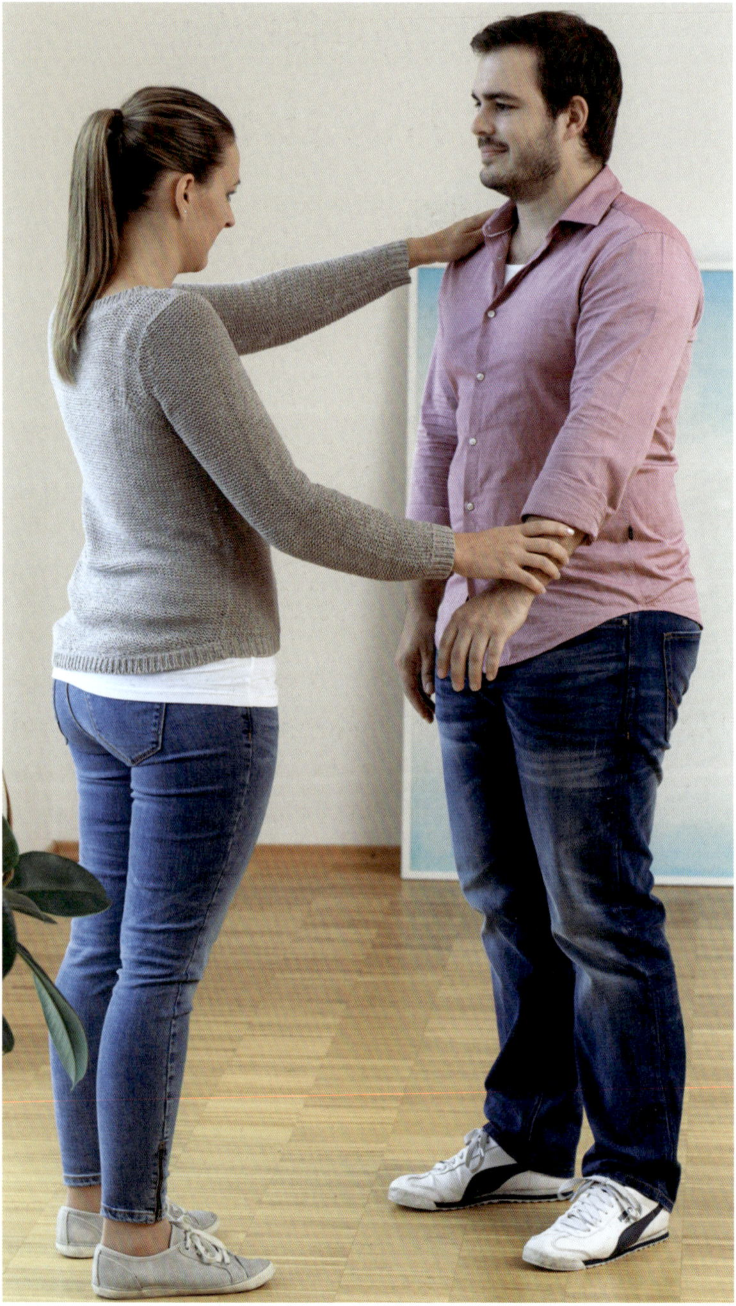

Die Sprache der Muskeln

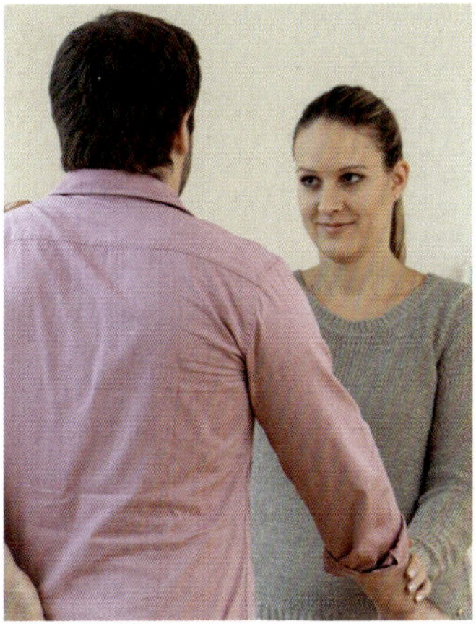

Unsere körperliche und seelische Verfassung zeigt sich auch im Funktionszustand der Muskulatur. Deshalb kann man mit dem kinesiologischen Muskeltest ohne die Hilfe von Apparaten Einblick ins körperliche und seelische Geschehen erhalten.

Der kinesiologische Muskeltest

Dieser Test ist das Feedback-Instrument der Kinesiologie schlechthin. Richtig angewandt bietet er die Möglichkeit, das Wissen des Organismus um das, was ihm fehlt oder guttut, »anzuzapfen«. Weil die Muskulatur vom Gehirn gesteuert wird, erhalten wir dabei auch Informationen aus der rechten und linken Gehirnhälfte. Die Art und Weise, wie unsere Muskeln auf den Test reagieren, spiegelt unsere körperlich-seelische Verfassung, unseren körperlichen und emotionalen Stress.

Was beim Muskeltest geschieht

In der Kinesiologie werden verschiedene Körpermuskeln getestet. Dabei isoliert man jeden zu testenden Muskel durch die Testposition so gut wie möglich von der restlichen Muskulatur, mit der er normalerweise zusammenarbeitet, um möglichst direkten Zugriff auf den Testmuskel zu erhalten. In der Testposition ist der Muskel angespannt (Kontraktion). Die Testperson soll diese Position beibehalten, während der Testende ungefähr 2 Sekunden lang leichten Druck auf den Muskel ausübt. Dieser Druck geht in Richtung Extension, also Dehnung des Testmuskels. Hält der Testmuskel diesem Druck stand, spricht man in der Kinesiologie von einem »starken« Muskel. Gibt er dem Druck nach, so reagiert der Testmuskel »schwach«.

Kinesiologie kann als Methode zur persönlichen Weiterentwicklung genutzt werden. Ein zentrales Hilfsmittel dafür ist der Muskeltest als Biofeedback-Technik.

Die Begriffe »stark« und »schwach« beinhalten hier *keine Wertung* dieser Muskelreaktion. Alternativ zu diesen Bezeichnungen spricht man in der Kinesiologie auch von »angeschalteten« beziehungsweise »abgeschalteten« Muskeln.

Was der Muskeltest kann

In der Kinesiologie wird der Muskeltest wie ein »Messinstrument« verwendet. Er ermöglicht es, schnell, einfach und ohne Apparate Einblick ins körperlich-seelische Geschehen eines Menschen zu bekommen. Denn der menschliche Körper, den man sich als eine Art »Biocomputer« vorstellen kann, weiß genau, was ihm fehlt.

Der Muskeltest deckt Ursachen auf

Die Kinesiologie ist mit der Chiropraktik der Auffassung, dass unser Organismus eine innere Intelligenz besitzt, die ihn auf allen Ebenen organisiert. Mithilfe des Muskeltestens kann diese Intelligenz des Körpers »abgefragt« werden. Warum, so werden Sie sich vielleicht wundern, fragt man nicht einfach *verbal* den betroffenen Menschen? – Zwar kennt jeder sich selbst und seinen Körper am besten. Aber die Ursachen und Zusammenhänge vieler Probleme oder Beschwerden sind uns häufig nicht bewusst.

Richtig angewandt bietet der Muskeltest also die Möglichkeit, den Körper danach zu »befragen«, ob der Organismus mit seinen drei Funktionsbereichen Biomechanik/Struktur (Bewegungsapparat), Biochemie/Stoffwechsel und Psyche im Gleichgewicht ist – und falls *nicht*: in welchem Bereich die *Ursachen* dafür zu suchen sind.

Der Muskeltest weist den Weg zur Behandlung

Körperlicher oder seelischer Stress löst ein Energieungleichgewicht aus, das langfristig zu Beschwerden oder Krankheiten führen kann. Mit dem Muskeltest können wir solche Energieblockaden aufspüren und ihre Ursachen herausfinden. Muskeltesten ist also ein Feedback-System: Es zeigt auf, welche Faktoren bei der getesteten Person auf der körperlichen oder psychischen Ebene zu Stress und damit zu Energieblockaden und gesundheitlichen Störungen führen.

Der Muskeltest weist auf energetische Störungen hin. Er bietet uns Zugang zur kinesiologischen »Triade«, den drei Organisationsebenen unseres Organismus.

Ein Beispiel: Jemand klagt über Kopfschmerzen. Dahinter können, individuell bedingt, ganz unterschiedliche Ursachen stecken, zum Beispiel muskuläre Verspannungen, Allergien, Empfindlichkeit gegenüber Lösungsmitteln, ein Mangel an Vitaminen und/oder Spurenelementen, Wassermangel im Körper, Energieblockaden in den Meridianen, psychische Belastungen wie akute Überforderung oder belastende Beziehungen zu anderen und vieles mehr.

Um herauszufinden, was genau die Kopfschmerzen hervorruft beziehungsweise mit welchen Faktoren sie in Verbindungen stehen, benutzt der Tester, also ein entsprechend ausgebildeter Kinesiologieanwender oder Therapeut, den Muskeltest. Abhängig von der Reaktion des Muskels werden dann spezielle Korrekturverfahren angewendet, um die Blockaden aufzulösen.

Zugang zur Psyche

Der Muskeltest bietet auch einen unkomplizierten Zugang zur psychischen Ebene eines Menschen. Der Grund: Man testet dabei ja nicht nur Muskeln, sondern indirekt auch die Gehirnhälften. Wie wir bereits wissen, steuert die linke Gehirnhälfte die Bewegungen der rechten Körperseite. Testet man nun auf der *rechten* Körperseite, erhält man automatisch auch Informationen von der linken Gehirnhälfte (und umgekehrt). Testen wir einen oder mehrere Muskeln auf der *linken* Körperseite, bekommen wir Informationen von der rechten Gehirnhälfte.

Das »Allgemeine Integrationszentrum«

Weil die linke Gehirnhälfte auch andere Aufgaben erfüllt als die rechte (siehe Seite 65), sollten vor allem bei Themen, die die Psyche betreffen, immer beide Körperseiten getestet werden. Dabei können die »Antworten« der beiden Seiten ganz unterschiedlich ausfallen. Die dominante Gehirnhälfte – bei den meisten Menschen ist dies die linke – enthält einen Bereich, der als Allgemeine Integrationszone« (AIZ) bezeichnet wird. Nach Gordon Stokes und Daniel Whiteside übernimmt sie im Falle von Stress die Regie im Gehirn. Die AIZ wählt aus dem Vorrat an möglichen Reaktionen jene aus, die uns am ehesten vor Schmerz, Angst oder Angst vor Schmerz bewahren. Die AIZ ist für unser Selbstbild und unsere Selbsteinschätzung verantwortlich. Informationen, die von außen kommen, werden in der AIZ auf unser Glaubenssystem zurechtgeschnitten, damit sie zu den »Wahrheiten« passen, die wir in unserem bisherigen Leben kennengelernt haben. Darum hat jeder Mensch seine eigene Wahrheit: Ein Vorfall, bei dem drei verschiedene Personen anwesend waren, wird von jeder Person etwas anders dargestellt. Unsere AIZ sortiert automatisch Informationen aus, die nicht in unser persönliches Glaubenssystem passen.

»Unser Glaubenssystem beherrscht das Bewusstsein. Es beruht darauf, perfekt sein und Leistung bringen zu müssen!« Gordon Stokes und Daniel Whiteside

Die rechte Gehirnhälfte arbeitet anders als die linke und sie hat auch andere Prioritäten. Die linke Gehirnhälfte hilft uns dabei, uns in der Realität oder in dem, was wir dafür halten, zurechtzufinden und die Kontrolle zu behalten. Die rechte Gehirnhälfte ermöglicht uns Kreativität und Erkenntnisse, die nicht in unmittelbarem Zusammenhang mit früheren Erfahrungen stehen. Sie hat sich alles gemerkt, was wir mithilfe der AIZ ausgeblendet haben, was uns nicht mehr bewusst ist oder an was wir uns nicht mehr erinnern wollen.

Muskeltesten vermittelt also nicht nur ein Biofeedback vom Körper, sondern auch vom Gehirn. Es gibt uns daher »Antworten«, die wir *bewusst* nicht geben könnten, wenn wir gefragt würden. Im Gegenteil, die bewussten Antworten sind häufig nur die halbe Wahrheit. Eine wahrhaft ehrliche Antwort enthält jedoch unsere gesamte Lebenserfahrung – auch das, was uns im Moment nicht bewusst ist.

TIPP

Zwei Buchtipps für alle, die mehr über die Funktionsweise des Muskeltests, über seine Möglichkeiten, Grenzen und wissenschaftlichen Hintergründe erfahren möchten: Dr. Charles Krebs, *Wieso der Muskeltest funktioniert*, und Dr. Christa Keding, *Der Muskeltest – Was er wirklich kann* (beide im Verlag VAK)

Der Muskeltest ist subjektiv

Der gelegentlich als »subjektive« Testmethode angezweifelte Muskeltest ist insofern tatsächlich nicht objektiv, als der Testende selbst Teil des Tests ist. Die individuelle Wahrnehmung beider Testteilnehmer fließt also in das Ergebnis mit ein. Muskeltesten ist kein »objektives« Verfahren im Sinne der empirischen Naturwissenschaften. Und mit dem gegenwärtigen Wissen der Schulmedizin ist das Phänomen Muskeltest bislang nicht zu erklären. Er wird daher von vielen Medizinern mit großer Skepsis betrachtet. Die Verbesserungen des Wohlbefindens, die persönlichen Veränderungsschritte und Heilerfolge allerdings, die bei Einsatz dieses Instruments möglich sind, sprechen in den Augen der Anwender eindeutig für dieses Verfahren.

Das Befragen des »Biocomputers«

Wenn Sie vielleicht schon an einem Touch-for-Health-Kurs teilgenommen haben, konnten Sie bereits Erfahrungen mit dem Muskeltest sammeln. Bei TfH testen wir mit dem Muskeltest, ob in einem bestimmten Meridian eine Energieblockade vorliegt. Wenn ja, testet der Muskel »schwach«. Diese »Schwäche« kann nicht nur vom Tester, sondern auch von der Testperson deutlich gespürt werden. Wir wenden dann die TfH-Korrekturtechniken an, zum Beispiel die Massage der neurolymphatischen und neurovaskulären Punkte (siehe dazu Seite 98 und 101). Anschließend testen wir erneut, um zu sehen, ob sich die Energieblockade aufgelöst hat. Bei dieser Art des kinesiologischen Muskeltestens können Sie – sofern Sie die richtige Testposition und Testrichtung beachten – nicht viel verkehrt machen. Anders sieht es mit der Fragemethode aus.

Die Fragemethode

Der Kinesiologieanwender stellt dem Organismus der Testperson gezielt bestimmte Fragen, die der Körper beim Muskeltest mit »ja« oder »nein« beantwortet. In der Regel bedeutet eine schwache Muskelreaktion »nein«, eine starke dagegen »ja«. Aber Achtung: Der Muskel kann bei Stress auch »abschalten« oder »blockiert« sein – und damit *keine*

Reaktion mehr anzeigen. Um das Funktionieren der Fragemethode zu begreifen, erinnern wir uns an das Modell des »Biocomputers«: Unser Körper kann, ähnlich wie ein Computer, der im Kern und vereinfacht ausgedrückt nur mit den Reaktionen 0 und 1 arbeitet, ebenfalls »antworten«, indem der Muskel hält (»ja«) oder abschaltet (»nein«).

Interessanterweise lautet die »Antwort« unserer Muskeln manchmal anders als die Antwort, die wir selbst verbal und *bewusst* geben würden. So sagen wir manchmal beispielsweise eher aus Pflichtgefühl »ja«, obwohl wir eigentlich »nein« meinen (oder umgekehrt). Außerdem steht unserem Bewusstsein nur eine begrenzte Auswahl an Informationen zur Verfügung (Funktion des AIZ, siehe Seite 128). Unsere *unterbewusste* Ebene, die wir mit dem Muskeltest erreichen, umfasst jedoch mehr. Hier erhalten wir Zugang zu den Informationen darüber, was wir tatsächlich erlebt, gedacht oder gefühlt haben, sowie darüber, ob wir die Informationen mit Stress in Verbindung bringen.

Regeln des Fragens

Viele qualifizierte Anwender der Kinesiologie arbeiten zusätzlich mit Fragen – die bei unkorrekter Anwendung aber leicht zu falschen Ergebnissen führen können. Mit Fragen zu arbeiten ist schwierig, da sich auf der einen Seite gerne die bewusste Ebene einmischen möchte und das Ergebnis verfälschen kann; auf der anderen Seite kommt es wirklich genau darauf an, *wie* man die Fragen beziehungsweise Aussagen formuliert.

Kennen Sie das auch?: Manchmal sagt man etwas zu einer Person und sie versteht es aber ganz anders, als man es gemeint hat. Das kann schnell zu Missverständnissen führen. Dies kann auch bei Fragen mit dem Muskeltest passieren. Wie schon beschrieben kann der Muskeltest auch zusätzlich auf Stress reagieren und abschalten. Es kann also einen großen Unterschied bedeuten, wie etwas formuliert wird.

Ein Beispiel: Sie möchten austesten, welche Emotion mit einem bestimmten Thema in Verbindung steht. Wenn bei der Fragestellung »Die Emotion, die zu diesem Thema bearbeitet werden soll, ist … Wut?« der Muskel hält, bedeutet dies »ja«.

Wenn Sie die Emotion (die bei diesem Thema bearbeitet werden soll) testen, indem Sie nur das Wort sagen (zum Beispiel »Wut«), dann wird normalerweise der Muskel anzeigen, indem er *abschaltet*, da er jetzt die *Stressreaktion* anzeigt. Obwohl die Muskelreaktionen bei diesen zwei Beispielen gegensätzlich wären, würden beide Techniken jedoch anzeigen, dass Wut die Emotion ist, die bearbeitet werden soll. Es ist also wichtig, sich vor dem Formulieren der Frage darüber klar zu werden, mit welcher Art von »Antwort« (»ja/nein« oder Stressreaktion) man beim

Muskeltesten arbeiten möchte und wie die Frage beziehungsweise Aussage also formuliert werden muss.

Wir empfehlen, mit Fragen erst dann zu arbeiten, wenn Sie im Muskeltesten bereits gut geübt sind. *Touch for Health* bietet viele Möglichkeiten, auch ohne Fragen – nämlich über Körperpunkte – zu testen. Außerdem sollten Sie dabei Folgendes beachten:

- Formulieren Sie Ihre Frage (Aussage) klar und einfach und testen Sie mit einer Gegenfrage nach.
- Bei der »Ja-nein-Testmethode«: Die Fragen, die Sie stellen, müssen mit »ja« oder »nein« beantwortet werden können.
- Stellen Sie möglichst wenige Fragen und arbeiten Sie wie beim Wassertest (Seite 137) oder Switching-Test (Seite 138) möglichst direkt mit dem Muskeltest.

!

Manche unterschätzen *Touch for Health*, da es auch schon von Einsteigern erlernt werden kann und mit wenigen Fragestellungen auskommt. *Touch for Health* bietet jedoch vielfältige Möglichkeiten, körperliche und seelisch-geistige Themen zu bearbeiten.

Auch unter Kinesiologieanwendern sind die Meinungen über die Fragemethode geteilt, weil sie bei unkorrekter Anwendung zu einer großen Fehlerquelle werden kann. Die Schwierigkeit liegt vor allem darin, dass Fragen ungenau gestellt werden und die Antwort dann unter Umständen falsch interpretiert wird.

Die Grenzen der Fragemethode

Außerdem hat auch die Fragemethode ihre natürlichen Grenzen:

- Keinesfalls können Sie mit dem Muskeltest Ihre *Zukunft* erforschen. Sie würden damit allenfalls Ergebnisse erhalten, die auf Ihren persönlichen Spekulationen oder Erwartungen beruhen.
- Ebenso sinnlos sind Fragen über Beziehungen zu anderen Menschen. Hierbei kann Ihnen der Muskeltest zwar anzeigen, ob Sie Stress mit einem bestimmten Menschen haben oder mit einer Situation, die Sie mit diesem Menschen verbinden. Eine Antwort auf die Frage, wie Sie sich in Zukunft diesem Menschen gegenüber *verhalten* sollen, kann er Ihnen aber nicht geben.
- Der Muskeltest ersetzt auch nicht das eigene Nachdenken. Um sinnvolle Entscheidungen treffen zu können, brauchen Sie mehr Informationen, als sie Ihnen der Muskeltest mit seiner Aussage über Stress liefern kann. Allerdings kann er Ihnen helfen herauszufinden, was Ihren Stress verursacht und Sie so möglicherweise in Ihrer Handlungsfreiheit einschränkt. Wird der Stress aufgelöst, dann wird häufig auch das Denken wieder klarer und Sie erkennen mehr Entscheidungsmöglichkeiten.

- Fragen zu Krankheiten wie »Habe ich Krebs?« oder »Sind meine Cholesterinwerte zu hoch?« sind tabu. Auch hier würden Sie nur wieder Antworten erhalten, die Ihnen zeigen, dass das Thema Krankheit ein emotionaler Stressfaktor für Sie ist. Lassen Sie sich im Zweifelsfall ärztlich untersuchen.
- Ebenso falsch wäre es, ärztlich verordnete Medikamente abzusetzen, die Sie mit dem Muskeltest ausgetestet haben. Verordnen Sie sich aufgrund eines Muskeltests auch nicht selbst irgendwelche Arzneien. Medikamente dürfen nur von Therapeuten ein- oder abgesetzt werden! Ein Antibiotikum zum Beispiel, das aufgrund einer Lungenentzündung verordnet wurde, kann beim Muskeltest für den Dünndarmmeridian eine schwache Reaktion anzeigen, weil es auch die Darmflora angreift. Dies ist jedoch entschieden das kleinere Übel, das wir in Kauf nehmen müssen, um größere Risiken auszuschalten.

TIPP

Das Ergebnis des Muskeltests ist eine Momentaufnahme. Sie erhalten damit auch Informationen, die Ihr Organismus aus der Vergangenheit gespeichert hat.

Muskeltesten – aber richtig!

Das Muskeltesten ist eigentlich ganz einfach – wenn Sie sich genau an die Regeln halten, die Sie möglicherweise bereits in einem Kurs erlernt haben und die wir im Folgenden ausführlich darstellen.

Einige Grundregeln

- Beim kinesiologischen Muskeltest geht es nicht um Stärke oder Schwäche der Muskeln. Im Unterschied zum physiotherapeutischen Muskeltesten, bei dem die Kraft eines Muskels geprüft wird, registrieren Kinesiologieanwender beim Muskeltest die Veränderung des isometrischen Widerstands verschiedener Körpermuskeln. Bleibt der Muskel angeschaltet, so heißt dies, dass die Energie, die den Muskel versorgt, ungehindert fließen kann, dass also im dazugehörigen Meridian keine Energieblockade vorliegt. Reagiert der Muskel »schwach«, ist das Gegenteil der Fall.
- Bevor Sie als Testender Druck auf einen Muskel ausüben, zeigen Sie Ihrem Gegenüber immer zuerst an, in welche Richtung Sie auf den Muskel drücken werden, und geben Sie ihm das Signal »Halten!«. Dieses »Halten« ist die verbale Aufforderung an den Getesteten, Ihrem Druck auf den zu testenden Muskel standzuhalten. Achten Sie darauf, den Testdruck langsam und gleichmäßig aufzubauen, damit Sie Ihren Testpartner nicht überrumpeln. Nehmen Sie den Testdruck, nachdem Sie die Muskelreaktion festgestellt haben, rasch wieder zurück.
- Nehmen Sie sowohl als Tester wie auch als Testperson eine möglichst neutrale innere Haltung ein: Machen Sie sich von etwaigen Erwartungen frei, der Muskel müsse beim Testen auf jeden Fall halten oder nachgeben.
- Zeigen Sie als Tester der Testperson Ihr ungeteiltes Interesse und Ihre Aufmerksamkeit, indem Sie ganz genau zuhören, was Ihr Testpartner sagt, ohne es zu bewerten. Seien Sie unvoreingenommen und offen. Nur so werden Sie korrekte Testergebnisse erhalten. Etwaige Spannungen zwischen Tester und Testperson beeinflussen das Ergebnis.

TIPP

Wenn Sie sicher sein möchten, dass Sie das Muskeltesten *richtig* erlernen, empfehlen wir Ihnen, einen TfH-Kurs zu besuchen.

TIPP

Möglicherweise gibt es in Ihrer Umgebung die Möglichkeit, an kinesiologischen Übungsabenden teilzunehmen. Dort können Sie das Muskeltesten üben und gewinnen dadurch mehr Sicherheit. Zusätzlich können Sie selbst in den Genuss einer Balance kommen.

Die Vortests

Wie schon erwähnt verwenden wir den Muskeltest wie ein Messinstrument. Deshalb müssen wir sicherstellen, dass unser Messinstrument auch »geeicht« ist. Das geschieht über die sogenannten Vortests. Sie helfen, häufig auftretende Blockaden vor dem Testen aufzulösen, damit wir klare Ergebnisse erhalten. Mithilfe der Vortests können wir auch feststellen, ob ein Muskel testbar oder ob er eventuell »blockiert« ist (siehe Seite 143). Mit einem blockierten Muskel erhalten wir falsche Testergebnisse.

Die verschiedenen kinesiologischen Richtungen arbeiten mit unterschiedlichen Vortests. Wir zeigen Ihnen hier die Vortests, die am häufigsten verwendet werden und die Sie mit ihrem Testpartner in jedem Fall machen sollten, bevor Sie etwas anderes austesten.

Zu den Vortests gehören:

- der Test, ob der getestete Organismus (»System«) aktuell über genügend Wasser verfügt (»Wassertest«, Seite 137);
- der Test, ob zwischen den Polaritäten – den elektromagnetischen Energiefeldern der rechten beziehungsweise linken Körperhälfte – ein Ungleichgewicht besteht (Switching-Test, Seite 138);
- der Test, ob die Energie im Zentral- und im Gouverneursgefäß in die richtige Richtung fließt beziehungsweise ob die Information dieser Flussrichtung richtig »ankommt« (Seite 140–141);
- der »Ja-nein-Test« – mit diesem Test stellen wir sicher, dass die Frage, die wir dem Biocomputer stellen, durch eine entsprechende Muskelreaktion mit »Ja« oder »Nein« beantwortet werden kann (Seite 142);
- der Test, ob der Testende die Erlaubnis bekommt, den Muskeltest beim Partner auszuführen (Seite 142).

So testen Sie Muskeln

Wir geben Ihnen im Folgenden eine ausführliche Anleitung, wie Sie den kinesiologischen Muskeltest durchführen sollten. Diese Anleitung gilt für alle Übungen, die wir im Zusammenhang mit dem Muskeltesten beschreiben werden. Da wir im Rahmen dieses Buches nicht sämtliche Muskeln und ihre Testpositionen darstellen können, beschreiben wir hier nur die Testposition des Vorderen Deltamuskels (*Deltoideus anterior*). Der Vordere Deltamuskel sorgt zusammen mit anderen Muskeln dafür, dass wir den Arm anheben können, zum Beispiel beim Kämmen.

Sie können bei allen nachfolgenden Übungen mit diesem Muskel arbeiten, der hier stellvertretend für alle anderen Muskeln steht. Solch einen Muskel nennt man in der Kinesiologie auch Indikatormuskel (IM, das bedeutet so viel wie »Anzeigemuskel«).

Als Indikatormuskel kann jeder Muskel des Körpers verwendet werden, der im kinesiologischen Sinne »angeschaltet« ist und normal funktioniert.

Ist der Indikatormuskel angeschaltet?

Zuerst überprüfen wir, ob der Vordere Deltamuskel bei der Testperson als Indikatormuskel infrage kommt. Dazu muss er angeschaltet, also stark sein.

So führen Sie den Test aus

Wir testen zuerst den Indikatormuskel. Dazu bringen wir den Arm in die richtige Testposition.

- Der rechte oder linke Arm der Testperson – in der Wahl sind Sie frei – hängt locker an der Körperseite herunter.
- Um in die Testposition zu kommen, bringt die Testperson den Arm ausgestreckt so weit nach vorn, dass ein Winkel von circa 45 Grad zur Ausgangsposition entsteht.
- Der Tester steht der Testperson gegenüber und legt seine linke Hand auf Ihren rechten Arm beziehungsweise umgekehrt. Die Hand sollte dabei etwas oberhalb des Handgelenks aufliegen. Die Hand des freien Arms stabilisiert die dem getesteten Arm gegenüberliegende Schulter der Testperson.
- Der Tester zeigt jetzt zuerst die Testrichtung an, das heißt die Richtung, in die er den Druck auf den Arm ausüben wird. Die Testrichtung beim Vorderen Deltamuskel ist: gerade nach hinten.
- Nachdem Sie den Arm der Testperson in die Testrichtung geführt haben, bringen Sie ihn wieder in die Ausgangstestposition zurück. Sagen Sie dann »Halten!« und drücken Sie auf den Arm, etwa 1 bis 2 Sekunden lang, in die Testrichtung.

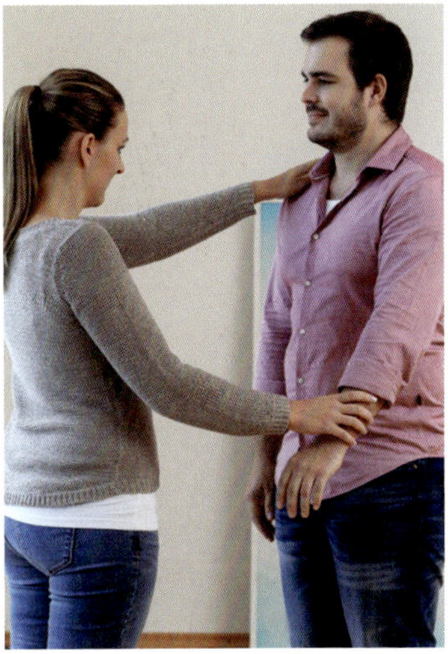

- Verwenden Sie dabei nur so viel Druck, wie nötig ist, um herauszufinden, wann der Muskel »sperrt«. Dieses Sperren fühlt sich wie ein Einrasten an, das normalerweise gleich zu Beginn des ersten Drittels des Bewegungsradius der Testrichtung erfolgen sollte. Das Sperren bedeutet, dass der Muskel »stark« reagiert hat.

- Sind Sie unsicher, ob der Muskel gesperrt hat oder nicht, bringen Sie ihn wieder in die Ausgangsposition und wiederholen den Test. Ein angeschalteter, starker Muskel hält bei mehrmaligem Testen immer besser. Ein schwacher, abgeschalteter Muskel dagegen wird bei mehrmaligem Testen immer schwächer.

Einen abgeschalteten Muskel erkennen

Wie erkennen Sie, dass der Indikatormuskel »schwach« reagiert beziehungsweise abgeschaltet ist? Achten Sie darauf, ob der Testmuskel innerhalb der ersten Zentimeter des Bewegungsradius der Testrichtung sperrt oder erst später. Rastet der Muskel erst später ein oder zittert er oder treten Schmerzen auf, gilt er als abgeschaltet (schwach).

Achten Sie auch darauf, ob Ihr Testpartner von der Testposition abweicht. Das kann sich zum Beispiel so zeigen: Er *beugt* den Arm, den er eigentlich gestreckt halten soll, oder er ballt die Fäuste oder er arbeitet mit dem ganzen Körper gegen den Testdruck, verdreht den Körper oder drückt mit dem Testmuskel gegen Ihre Hand, obwohl Sie noch gar nicht begonnen haben, den Testdruck auszuüben.

Mit diesen Ausweichversuchen möchte der Körper die »Schwäche« des Muskels ausgleichen. Der Muskel erscheint dann stark, ist aber eigentlich schwach.

!

Schmerzt der Indikatormuskel der Testperson beim Testen, dann unterbrechen Sie den Test. Ein schmerzender Muskel gilt als abgeschaltet. Wenden Sie dieselben Korrekturtechniken an, die für einen schwachen Muskel gelten.

Einen abgeschalteten Muskel einschalten

Hat der Muskel *stark* reagiert, so ist er als Indikatormuskel für die Vortests geeignet. Bekommen Sie eine *schwache* Muskelreaktion, massieren Sie die neurolymphatischen Punkte rechts und links vom Brustbein (Nummer 11), wie in der Übung auf Seite 99 beschrieben. Testen Sie dann erneut.

Falls der IM immer noch abgeschaltet ist, berühren Sie die neurovaskulären Punkte Nr. 11 (siehe hintere Umschlaginnenseite) circa 30 Sekunden bis 1 Minute lang. Testen Sie erneut nach. Ist der IM wider Erwarten immer noch schwach, fahren Sie drei Mal den Gallenblasenmeridian in seiner Verlaufsrichtung nach (siehe Seite 55). Testen Sie erneut: Normalerweise ist der IM jetzt stark. Wenn nicht, wenden Sie sich an einen ausgebildeten Kinesiologen oder wählen Sie – falls Sie bereits einen TfH-Kurs besucht haben – einen anderen Muskel als Indikator aus.

Der Wasser-Test

Bei Wassermangel ist die Informationsübermittlung zwischen Körper und Gehirn beeinträchtigt. Dadurch kann es beim Muskeltest zu falschen Ergebnissen kommen.

Falsche Testergebnisse aufgrund von Wassermangel vermeiden – mit dem Wassertest

Austrocknung des Körpers wird in der Schulmedizin dadurch überprüft, dass der Arzt den Patienten leicht an der Haut zieht. Bleibt dort für einige Zeit eine Falte stehen, ist das ein deutlicher Hinweis darauf, dass der Betroffene zu wenig Wasser im Körper hat. Beim kinesiologischen Wassertest testen wir nicht diesen extremen Grad der Austrocknung, sondern ob der Organismus im Moment genügend Wasser zur Verfügung hat. Wenn Wasser im Körper fehlt, ist das Ziehen an der Haut ein Stressor für den Organismus. Der Muskel reagiert auf diesen Stress. Das zeigt sich dann in einem schwachen IM. Da der Hauttonus jedoch bei den meisten Menschen relativ straff ist, kann das Ziehen an der Haut manchmal auch zwicken und dadurch ein wenig Schmerz auslösen. Der Muskeltest reagiert auf diesen Schmerz normalerweise auch mit Abschalten. Deshalb achtet man beim Wassertest darauf, dass das Ziehen an der Haut ohne Schmerz durchgeführt werden kann. Für die Testpersonen ist es meist angenehmer, wenn sie leicht an den Haaren gezogen werden statt an der Haut einer anderen Körperstelle. Indem wir an den Haaren ziehen, ziehen wir indirekt auch an der Kopfhaut.

TIPP

Wasser ist das beste Getränk überhaupt, da es dem Körper sofort zur Verfügung steht. Wassermangel kann bei manchen Menschen zu Kopfschmerzen führen. Trinken Sie täglich mindestens 1 bis 2 Liter Wasser (mit oder ohne Kohlensäure). In Stresssituationen ist Ihr Wasserbedarf erhöht.

So führen Sie den Wassertest aus

- Ziehen Sie Ihren Testpartner leicht an den Haaren oder – bei sehr kurzem Haarschnitt – ziehen Sie an einer beliebigen Stelle, zum Beispiel an der Wange, leicht an der Haut.
- Dann testen Sie den Indikatormuskel wie beschrieben.
- Ist der IM angeschaltet, so ist genügend Wasser im System und Sie können den nächsten Vortest, den Switching-Test, machen. Reagiert der IM schwach, sollte die Testperson etwas Wasser trinken.
- Wiederholen Sie dann den Wassertest. Ist der IM wieder schwach, sollte die Testperson noch mehr trinken. Auch der Tester sollte dann Wasser zu sich nehmen.
- Testen Sie anschließend nochmals.

Der Switching-Test

Die Einschalt- oder Korrekturpunkte Niere 27 sind die Endpunkte des Nierenmeridians. Sie liegen direkt unter dem Schlüsselbein, rechts und links vom Brustbein.

Beim Switching-Test wird mit dem Muskeltest überprüft, ob die Kommunikation zwischen den Gehirnbereichen blockiert ist. Der Körper kann dann mit falscher und/oder verdrehter Information antworten (Verwirrung, Verwechseln von Zahlen oder Buchstaben oder von links und rechts) oder mit Stress reagieren, je nachdem, mit welcher Hand man testet.

Sollte ein angeschalteter Indikatormuskel beim Berühren der Einschaltpunkte (siehe unten) abschalten, zeigt dies ein Ungleichgewicht und damit Stress an. Die Punkte, die das Abschalten des Muskels verursachen, werden dann massiert, während mit der anderen Hand der Bauchnabel berührt wird.

So führen Sie den Test aus

Wir beschreiben hier die einfache Variante des Switching-Tests:

1 Berühren Sie bei der Testperson die Einschaltpunkte Niere 27 (siehe »Alles anschalten« Seite 36) und testen Sie dabei den Indikatormuskel.

2 Berühren Sie bei der Testperson die Endpunkte des Zentralgefäßes (siehe »Alles anschalten« Seite 37) in der Hautfalte zwischen Kinn und Unterlippe und testen Sie dabei den IM.

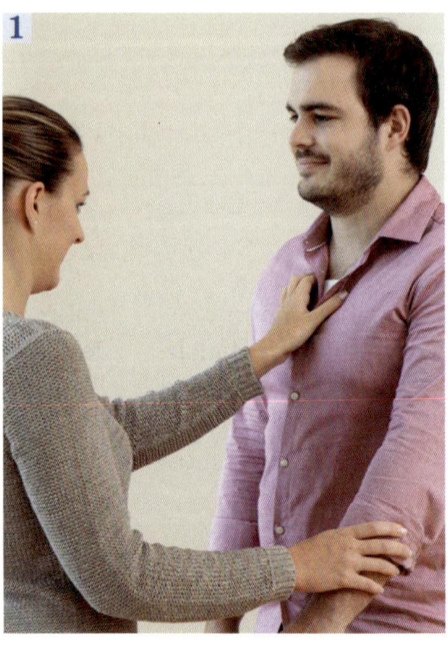

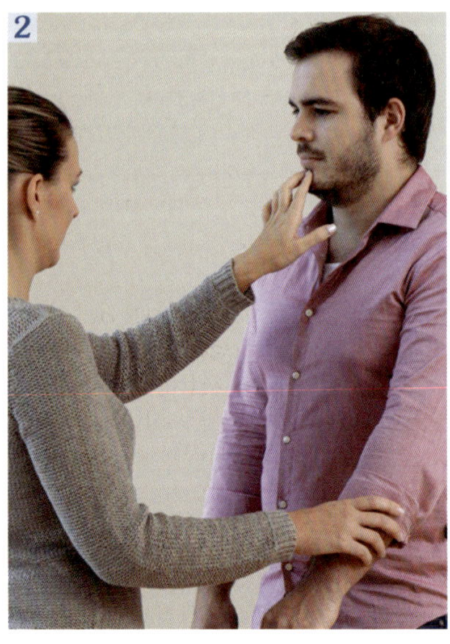

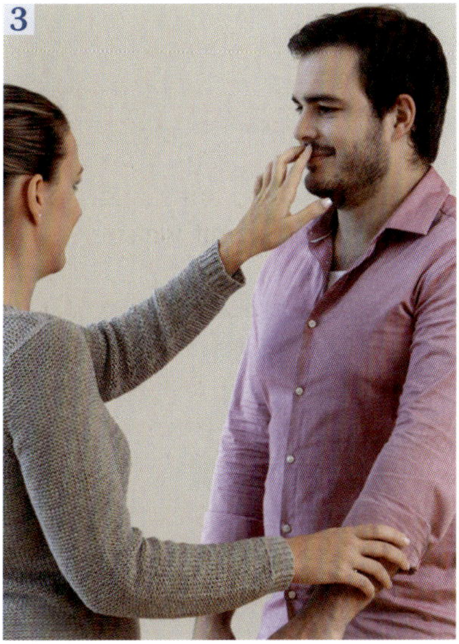

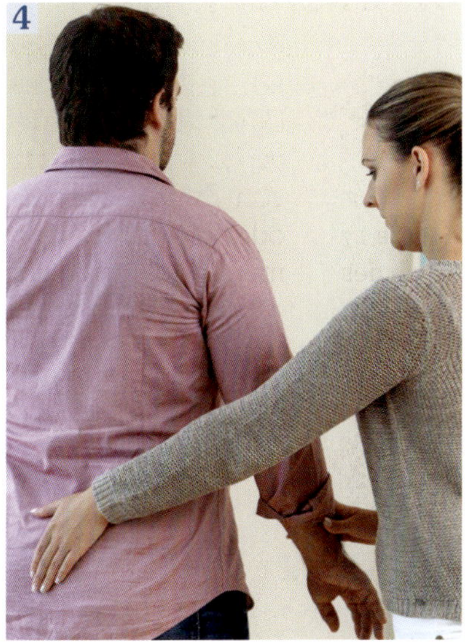

3 Berühren Sie bei der Testperson den Punkt Gouverneursgefäß 27 (GG 27) in der Mitte des oberen Randes der Oberlippe und testen Sie dabei den IM.
4 Berühren Sie bei der Testperson den Anfangspunkt des Gouverneursgefäßes an der Steißbeinspitze und testen Sie dabei den IM.

Alternativ kann auch die Testperson selbst die jeweiligen Testpunkte (Niere 27, Anfangspunkt Zentralgefäß, Anfangs-und Endpunkt Gouverneursgefäß) mit den Fingern einer Hand berühren, während der andere Arm getestet wird.

Falls der IM bei einem dieser Tests (oder bei mehreren) nicht angeschaltet ist, massiert die Testperson mit einer Hand die Punkte, bei denen der IM abgeschaltet ist. Die andere Hand liegt dabei auf dem Bauchnabel. Dann werden die Hände gewechselt: Die Hand, die auf dem Bauchnabel war, massiert jetzt die Punkte und die andere Hand wird auf den Bauchnabel gelegt. Danach wiederholen Sie den gesamten Test. Normalerweise wird der IM jetzt angeschaltet sein.

!

Bei den einzelnen Testschritten im Switching-Test sollte der Indikatormuskel immer angeschaltet sein. Falls er dies nicht ist, korrigieren Sie mit den hier beschriebenen Techniken.

Der Test von Gouverneurs- und Zentralgefäß

Bei diesem Vortest prüfen Sie, ob die Energie im Gouverneurs- und im Zentralgefäß in die richtige Richtung fließt. Nur wenn dies der Fall ist, wird der anschließende Muskeltest korrekte Ergebnisse liefern.

So testen Sie das Zentralgefäß

1. Überprüfen Sie mit dem Muskeltest, ob der IM angeschaltet ist.

2. Falls ja, fahren Sie bei der Testperson mit einer Hand am Zentralgefäß entlang, vorn in der Körpermitte von unten (Schambein) nach oben zum Endpunkt des Meridians an der Unterkante der Unterlippe. Machen Sie dies zwei oder drei Mal. Damit am Meridian wirklich nur in *einer* Richtung entlanggefahren und nicht »gebürstet« wird, ist es wichtig, darauf zu achten, dass Sie zum Wiederholen des Vorgangs mit der Hand *nicht wieder in der Körpermitte* hinunterstreichen, um dann erneut am Schambein starten zu können.

3. Testen Sie den IM erneut. Er sollte weiterhin angeschaltet sein.

Falls er – was unter Stress manchmal vorkommt – abschaltet, obwohl Sie am Meridian in der korrekten Flussrichtung entlanggefahren sind, wenden Sie die folgenden Techniken zur Korrektur an:

Machen Sie die Cook-Übung (siehe Seite 69) oder »bürsten« Sie das Zentralgefäß. (»Wenn der IM umgekehrt reagiert«, siehe Seite 141) Wiederholen Sie dann nochmals die Testschritte 2 bis 5.

4. Fahren Sie den Meridian bei der Testperson zwei oder drei Mal in der »falschen« Richtung ab, also von oben nach unten. Dieses Fahren in der falschen Richtung ist ein Stressor für den Organismus und das wird sich beim Muskeltest in Form des abgeschalteten IM zeigen.

Ist der IM trotzdem stark, so ist er möglicherweise blockiert. Sie können diese Blockade mit der Cook-Übung (siehe Seite 69), mit der ESR-Technik (siehe Seite 75) oder mit Wassertrinken lösen. Am besten wenden beide – Testperson und Tester – diese Korrekturtechniken an.

Wiederholen Sie dann die Testschritte 2 bis 5.

5. Hat der Indikatormuskel beim Abfahren des Meridians in verkehrter Richtung abgeschaltet, fahren Sie am Zentralgefäß wieder in der richtigen Richtung entlang, also von unten nach oben.

Testen Sie dann erneut den IM – er sollte jetzt angeschaltet sein.

Übung macht den Meister – das gilt auch für das Muskeltesten. Je mehr Erfahrungen Sie sammeln, desto sicherer werden Sie im Umgang mit diesem Instrument.

Wenn der IM umgekehrt reagiert

Es kann bei diesem Test auch vorkommen, dass der IM *umgekehrt* reagiert, also so, wie er dies normalerweise *nicht* tun sollte: Dann schaltet der Indikatormuskel ab, obwohl Sie am Meridian in der richtigen Richtung entlanggefahren sind, und schaltet an, wenn Sie den Meridian falsch entlangfahren. Solche umgekehrten Reaktionen sind meistens stressbedingt. Vielleicht ist die Testperson gerade von einem anstrengenden Termin gekommen oder hatte einen hektischen Tag. In diesem Fall »bürsten« Sie den Meridian:

- Sie fahren einige Male vom Schambein zur Unterlippe hoch und dann wieder von der Unterlippe zum Schambein hinunter. Beenden Sie das Bürsten mit Streichen in der korrekten Verlaufsrichtung des Meridians (vom Schambein zur Unterlippe).
- Dann wiederholen Sie die ersten beiden Schritte.
- Fahren Sie abschließend wieder zwei oder drei Mal in die richtige Richtung, dann sollte der IM beim Test wieder stark sein. Anschließend können Sie das Gouverneursgefäß testen.

Verschiedene Stressoren wie anstrengende, das Gehirn ermüdende Tätigkeiten (langes Autofahren, konzentriertes Zuhören) oder auch schmerzende Schulterverspannungen können eine Meridianumkehr auslösen.

So testen Sie das Gouverneursgefäß

1. Sie fahren das Gouverneursgefäß zwei oder drei Mal entlang, von der Steißbeinspitze über den Hinterkopf bis zur Oberlippe: Der IM sollte halten. Achten Sie darauf, dass Sie den Meridian wirklich nur in diese eine Richtung entlangstreichen.

2. Dann fahren Sie den Meridian in umgekehrter Richtung ab, also von der Oberlippe in Richtung Steißbeinspitze. Jetzt sollte der IM abschalten.

3. Anschließend fahren Sie nochmals zwei oder drei Mal vom Steißbein zur Oberlippe und testen dann den IM. Er sollte jetzt halten.

4. Falls das Testergebnis genau umgekehrt ist, korrigieren Sie mit dem Meridianbürsten. Sie bürsten in diesem Fall einige Male vom Steißbein bis zur Oberlippe und wieder zurück. Hören Sie dabei mit der »richtigen« Richtung auf (Steißbein zur Oberlippe). Wiederholen Sie dann nochmals die Schritte 1 bis 3.

5. Falls der Muskel in beiden Richtungen hält, korrigieren Sie mit der Cook- oder der ESR-Übung. Gegebenenfalls wenden Sie die Techniken bei blockiertem Muskel an (siehe Seite 143).

Der Ja-nein-Test

Sie haben mit den vorangegangenen Tests festgestellt, dass der Indikatormuskel angeschaltet und testbar ist. Dann können Sie mit dem nächsten Vortest, dem Ja-nein-Test, weitermachen.

So führen Sie den Ja-nein-Test aus

- Die Testperson sagt laut und deutlich »ja«, worauf Sie den IM testen. Üblicherweise reagiert er dabei stark.
- Lassen Sie jetzt die Testperson »nein« sagen und testen dann: In der Regel ist der IM abgeschaltet.
- So stellen Sie fest, ob der Biocomputer der Testperson Ihnen auf Fragen korrekte Ja- oder Nein-Antworten liefern kann. Falls der Ja-nein-Test nicht funktioniert, korrigieren Sie mit den Techniken für blockierte Muskeln (siehe Seite 143).

Der Erlaubnis-Test

Auf die Ja-nein-Technik greifen wir auch beim letzten Vortest, dem Erlaubnis-Test, zurück.

So führen Sie den Erlaubnis-Test aus

- Stellen Sie der Testperson die folgende Frage beziehungsweise formulieren Sie folgendes Statement: »Es ist in Ordnung, dass wir jetzt zusammen muskeltesten.«
- Je nachdem, was Sie testen möchten, können Sie auch genauer formulieren, zum Beispiel: »Es ist in Ordnung, dass wir jetzt zusammen Bach-Blütenessenzen austesten.« Oder: »Es ist in Ordnung, dass wir jetzt zusammen mit der Farbenbalance arbeiten.« Auf diese Statements soll die Testperson nicht verbal antworten. Ihre »Antwort« ist die Muskelreaktion.
- Stellen Sie die jeweils passende Frage beziehungsweise ein Statement und testen Sie gleich danach den IM. Ein angeschalteter IM bedeutet »ja«, ein abgeschalteter IM heißt »nein«.
- Falls Sie ein Ja erhalten, testen Sie nach mit der Gegenfrage: »Spricht etwas dagegen, dass wir jetzt zusammen muskeltesten?« Testen Sie gleich nach der verneinenden Aussage den IM der Testperson, der jetzt eigentlich abschalten sollte, sofern er testbar ist. Denn die Antwort auf die Frage sollte »nein« lauten.

Falls Sie vom Biocomputer Ihres Testpartners keine Erlaubnis zum Muskeltesten erhalten, probieren Sie es bei einer anderen Gelegenheit erneut.

- Hält der IM, kann das zwei Bedeutungen haben:

Fall 1: Der Muskel ist testbar und die Antwort ist »ja«. Das bedeutet, dass etwas dagegen spricht, jetzt den Muskeltest durchzuführen. Dann können Sie mit der ESR- oder der Cook-Technik korrigieren. Falls Sie dennoch keine Erlaubnis bekommen sollten, testen Sie jetzt nicht, sondern versuchen es an einem anderen Tag noch einmal.

Fall 2: Der Muskel ist blockiert und somit nicht testbar.

- Um festzustellen, ob der starke IM einen blockierten Muskel anzeigt oder die Gegenfrage tatsächlich mit einem Ja beantwortet wird, sagen Sie jetzt: »Gib mir ein Ja«, und testen den IM. Dann sollte er halten.
- Als Nächstes sagen Sie: »Gib mir ein Nein«, und testen den IM. Daraufhin sollte er abschalten. In diesem Fall ist der Muskel testbar (Fall 1). Zeigt der IM beim Nein keine Reaktion, ist der Muskel blockiert.

Alternativ zum Ja-nein-Test können Sie auch den Test des Zentralgefäßes wiederholen (siehe Seite 140, Schritte 2–5).

Die Gegenfrage gibt Ihnen eine zusätzliche Möglichkeit festzustellen, ob der Indikatormuskel der Testperson testbar oder blockiert ist. Wäre er blockiert und sie stellten eine Frage, bei der der IM hält, würden Sie die Antwort als Ja interpretieren. Der Biocomputer gibt aber im blockierten Zustand keine »Antwort«, weil dann die Muskeln nicht testbar sind. Sie müssen auf jeden Fall sicherstellen, dass Sie einen testbaren IM haben, der korrekt an- und abschaltet, denn sonst könnten alle Antworten, die Sie erhalten, falsch sein.

Was tun bei blockiertem Testmuskel?

Vielleicht haben Sie die Vortests schon gemacht und alles hat prima geklappt. Vielleicht sind Sie aber auch auf Schwierigkeiten gestoßen? So kann es zum Beispiel vorkommen, dass der Indikatormuskel bei der Testperson *keine* Reaktion auf eine Schwächung (zum Beispiel das Entlangfahren des Zentralgefäßes in der falschen Verlaufsrichtung) zeigt. Der Muskel wäre dann blockiert. Ein blockierter Muskel reagiert *immer* so, als ob er angeschaltet wäre. Darum ist er nicht testbar.

Für das Blockieren von Muskeln gibt es verschiedene Gründe: Emotionaler Stress oder körperliche Überanstrengung können die Ursache sein. Aber auch ein Energieungleichgewicht im zum Muskel gehörigen Meridian kommt dabei infrage.

Falls Sie trotz Vortests und Korrekturen keinen testbaren Indikatormuskel finden, sollten Sie im Moment nicht mit dem Muskeltest arbeiten. In TfH-Kursen können Sie entspannt lernen, wie Sie am besten muskeltesten, und weitere hilfreiche Tipps, Tricks und Balancen kennenlernen.

So korrigieren Sie einen untestbaren Muskel

Falls Sie bei einem IM eine Blockierung vermuten, müssen Sie, bevor Sie weitertesten, auf jeden Fall verschiedene Korrekturtechniken anwenden. Das gilt auch für den Fall, dass der IM ständig abschaltet. Hier einige Vorschläge, was Sie dann tun können:

- Die Testperson macht die Cook-Übung (siehe Seite 69). Dadurch lösen sich Energieungleichgewichte auf und emotionaler Stress wird abgebaut.
- Die Testperson macht die ESR-Übung (siehe Seite 75): Dadurch wird emotionaler Stress abgebaut. Vielleicht ist es für die Testperson im Moment ein Stressfaktor, beim Muskeltest berührt zu werden, oder sie empfindet einen abgeschalteten Muskel als »Schwäche«, möchte aber nicht »schwach« sein. Hierbei könnte es hilfreich sein, daran zu denken, dass der Muskeltest nur eine Reaktion zeigt und dass dies nichts mit »Stärke« und »Schwäche« zu tun hat. *Alle* Reaktionen, die der Muskeltest zeigt, sind in Ordnung! Möglicherweise kreisen die Gedanken der Testperson auch um ein bestimmtes Problem, das sie nicht loslassen kann. Dann sollte sie in der ESR-Position ruhig darüber nachdenken und dabei tief und gleichmäßig atmen. Wenn die Testperson möchte, kann sie dabei (laut oder in Gedanken) den folgenden Satz sagen: »Ich bin hier und ich bin testbar.« Sie können die ESR-Übung auch als Partnerübung machen und Ihre Hände auf die Stirnbeinhöcker und den Hinterkopf der Testperson legen, während diese über ihr Problem nachdenkt.
- Den Testmuskel entspannen: Halten Sie als Tester den IM Ihres Partners in der Testposition, so als ob Sie jetzt gleich muskeltesten wollten. Ihr Testpartner drückt jetzt beim Ausatmen mit circa 20 Prozent seiner Kraft den Muskel selbst in die Testrichtung. Sie als Tester drücken aber so fest dagegen, dass der Muskel in seiner Testposition gehalten wird. Wiederholen Sie diesen Ablauf ungefähr fünf Mal.
- Wenn sie möchte, kann die Testperson anschließend den Muskel noch in die Gegenrichtung drücken, während Sie als Tester den Muskel in seiner Position halten.
- Bei einem blockierten Muskel kann es auch hilfreich sein, ein paar tiefe Atemzüge zu machen und etwas stilles Wasser zu trinken.

Das Entlangfahren am Zentral- oder am Gouverneursgefäß entgegen der Fließrichtung der Energie ist eine »Abschaltmethode«. Ein blockierter Muskel reagiert darauf aber nicht.

Nachdem Sie eine dieser Korrekturtechniken oder mehrere davon angewendet haben, testen Sie erneut, ob der Indikatormuskel der Testperson alle Vortests »besteht«. Wenn dies der Fall ist, ist der Muskel testbar und nicht mehr blockiert.

Muskeltesten bei Kindern

Ein Kind, bei dem Sie Muskeltests machen möchten, sollte mindestens 6 Jahre alt sein. Kleinere Kinder sind in der Regel zu ungeduldig.

Achten Sie aber in jedem Fall darauf, dass Sie Ihre Kraft der Kraft Ihres Kindes anpassen und den Muskeltest *sanft* durchführen. Zwingen Sie das Kind nicht zum Muskeltesten und seien Sie beim Testen geduldig. Wir empfehlen, den Muskeltest mit Kindern nur dann zu machen, wenn Sie in Kursen bereits Erfahrungen mit dem Muskeltesten gesammelt haben.

Muskeltest und Bach-Blütenessenzen

Wie wir bereits wissen, setzen kinesiologisch arbeitende Therapeuten den Muskeltest nicht nur zur Therapie ein, sondern auch, um herauszufinden, was der Organismus des Klienten braucht, um wieder ins Gleichgewicht zu kommen. Weil im Rahmen der Kinesiologie in erster Linie Naturheilverfahren angewendet werden, können das zum Beispiel homöopathische Arzneien oder auch Bach-Blütenessenzen sein. Wir zeigen Ihnen hier, wie Sie mithilfe des Muskeltests für sich selbst geeignete Bach-Blüten bestimmen können.

Was sind Bach-Blütenessenzen?

Diese Blütenessenzen sind sanft wirkende, natürliche, in Alkohol gelöste Essenzen verschiedener Blüten. Diese Blüten wurden von dem englischen Arzt Dr. Edward Bach (1886 bis 1936) in ihren Wirkungen entdeckt, erforscht und zusammengestellt.

Dr. Bach war auf der Suche nach neuen, natürlichen und ganzheitlichen Heilmitteln, die geeignet wären, jedem Menschen dabei zu helfen, seine Persönlichkeit zu entwickeln. Aus seiner praktischen Erfahrung als Arzt schloss Dr. Bach, dass körperliche Symptome häufig Ausdruck bestimmter seelischer Konfliktsituationen seien. (»Heile die kranke Persönlichkeit und der Körper folgt von selbst.«) Bach war sich sicher, dass es in der freien Natur für jeden seelischen Grundkonflikt des Menschen eine Blüte gebe, die mit ihren feinstofflichen Schwingungen geeignet sei, den einzelnen dazu zu befähigen, seine Probleme zu erkennen und zu lösen. Intuitiv erspürte Dr. Bach die Schwingungen einzelner Blüten und setzte sie in Beziehung zu menschlichen Seelenzuständen. So fand er zum Beispiel heraus, dass die Blüte der Lärche hilft, Selbstvertrauen zu gewinnen, oder die Blütenessenz des

Mit dem Begriff »Bach-Blüten« werden insgesamt 37 Blütenessenzen bezeichnet sowie *eine* Essenz namens »Rock Water«, die aus reinem Quellwasser hergestellt wird.

Olivenbaums dazu dienen kann, neue Kräfte zu sammeln, wenn man sich leer und ausgelaugt fühlt. (Weiterführende Literatur zum Thema Bach-Blütenessenzen finden Sie auf Seite 152.)

Bach-Blüten austesten

Um Bach-Blüten für Ihren privaten Gebrauch anwenden zu können, müssen Sie nicht unbedingt mit dem Muskeltest arbeiten. Es gibt auch andere Methoden, die Blüten zu finden, die Ihnen in Ihrer aktuellen Lage am besten helfen können (zum Beispiel Farbkarten, die den Blütenessenzen zugeordnet sind, oder Fragebögen). So können Sie zum Beispiel Ihren gegenwärtigen Gemütszustand analysieren und die dazu passende Blüte aussuchen. Das ist aber unter Umständen gar nicht so einfach, weil Sie sich mit Sicherheit in *vielen* Blütenbeschreibungen wiedererkennen werden und dann unsicher sind, welche Blüte oder wie viele Blütenessenzen Sie eigentlich benötigen.

Mit dem Muskeltest zapfen Sie direkt Ihren Biocomputer an, der am besten weiß, was Ihnen im Moment fehlt. Sie umgehen damit auch das Problem, bei der Suche nach der passenden Blüte sich selbst gegenüber vielleicht nicht ganz ehrlich zu sein.

TIPP

Sie erhalten die Bach-Blütenessenzen in kleinen Fläschchen, als komplettes Sortiment, manchmal aber auch einzeln, zum Beispiel in der Apotheke. Achten Sie darauf, dass Sie Blütenessenzen nach Dr. Bach erhalten. (Ein Preisvergleich zwischen verschiedenen Anbietern lohnt sich.)

So testen Sie Bach-Blüten

- Zum Austesten von Bach-Blüten legen wir die Fläschchen mit den Blütenessenzen auf den Bereich rund um den Bauchnabel des Testpartners, weil der Körper an dieser Stelle die feinstofflichen Schwingungen der Essenzen besonders intensiv wahrnimmt. Der Organismus kann die Schwingungen durch das Glas der Flasche aufnehmen.
- Bevor Sie damit beginnen, Blütenessenzen auszutesten, machen Sie bitte die zuvor beschriebenen Vortests:
  - Sie überprüfen das Zentral- und das Gouverneursgefäß.
  - Sie machen den Switching-Test.
  - Sie machen den Wassertest.
  - Sie machen den Ja-nein-Test.
  - Sie holen sich von Ihrem Testpartner die Erlaubnis, Bach-Blüten auszutesten. Dabei sagen Sie laut: »Es ist in Ordnung, dass wir jetzt zusammen Bach-Blüten austesten.«

Dann testen Sie den IM Ihres Partners. Er sollte halten. Falls nicht, korrigieren Sie mit der Cook- und/oder mit der ESR-Übung. Stellen Sie dann die Gegenfrage: »Spricht etwas dagegen, dass wir jetzt zusammen Bach-Blüten testen?« Dann testen Sie wieder den IM. Jetzt sollte er abschalten; falls nicht, korrigieren Sie erneut. Sollten Sie trotz der Korrektur keine Testerlaubnis bekommen, testen Sie im Moment keine Bach-Blüten aus und versuchen bei einer anderen Gelegenheit.

- Falls Sie die Testerlaubnis bekommen, können Sie Bach-Blüten austesten. Sie beginnen mit folgendem Satz: »Die passenden Bach-Blüten zeigen an durch Anschalten des Indikatormuskels.« Testen Sie dann den IM; er sollte stark bleiben.
- Legen Sie nun vier oder fünf der Blütenessenzen-Fläschchen zusammen in Höhe des Bauchnabels auf den Bauch Ihres Testpartners. Kleidung stört dabei nicht.
- Testen Sie den IM. Schaltet der IM ab, ist keine im Moment geeignete Bach-Blüte dabei.
- Nehmen Sie jetzt die nächsten vier oder fünf Fläschchen und testen sie. Schaltet der IM an, heißt das, dass sich mindestens *eine* geeignete Bach-Blütenessenz unter den Testfläschchen befindet.
- In diesem Fall testen Sie die Fläschchen einzeln durch, indem Sie je eines auf den Bauch des Testpartners legen. Reagiert der IM bei einer Blüte oder bei mehreren stark, heißt das, dass sie für den Organismus im Moment erforderlich sind. Nach diesem Prinzip testen Sie alle Bach-Blüten durch.
- Möglicherweise erhalten Sie auf mehrere Blüten eine positive Antwort des IM. Sollten es mehr als sechs Blüten sein, die ansprechen, sagen Sie laut: »Es zeigen sich maximal sechs Prioritäten.«
- Testen Sie nun noch einmal die gefundenen Essenzen aus, indem Sie die Fläschchen einzeln auf den Bauch der Testperson legen und dabei den IM testen. Ein Anschalten des IM zeigt, welche Blüte Priorität hat; ein Abschalten zeigt an, auf welche Essenz(en) Sie am ehesten verzichten können.
- Nachdem Sie so die für Ihren Testpartner im Moment passenden Blüten gefunden haben, wenden Sie die Essenzen an, wie sie in der angegebenen Literatur beschrieben sind.

TIPP

In der Apotheke erhältlich: Dr. Bachs »Rescue Remedy« – flüssig als »Notfalltropfen« (mit oder ohne Alkohol) oder in Salbenform (Cream/Gel). Seit einiger Zeit gibt es auch Drops und Sprays. Die Rescue-Remedy-Produkte sind für Schock- oder extreme Stresssituationen geeignet. Die Notfallsalbe hilft bei Schwellungen durch Insektenstiche oder Beulen.

Farbenbalance mit dem Muskeltest

Wir zeigen Ihnen jetzt, wie Sie die Übung Farbenbalance (siehe Seite 72 ff.) mit dem Muskeltest kombinieren können.

So führen Sie die Übung aus

- Machen Sie zuerst die Vortests und – falls nötig – die Korrekturen bei blockiertem Muskel (Seite 143). Beim Erlaubnis-Test fragen Sie Ihren Testpartner: »Es ist in Ordnung, dass wir jetzt zusammen mit der Farbenbalance arbeiten.« Dann testen Sie den IM Ihres Partners. Er sollte halten. Falls nicht, korrigieren Sie mit der Cook- und/oder der ESR-Übung. Die Gegenfrage lautet: »Es spricht etwas dagegen, dass wir jetzt zusammen mit der Farbenbalance arbeiten.« Testen Sie erneut den IM. Er sollte jetzt abschalten; falls nicht, korrigieren Sie wieder. Sollten Sie trotz der Korrektur keine Testerlaubnis bekommen, so testen Sie später nochmals.
- Bei starkem IM testen Sie jetzt die Farben zuerst in der Reihenfolge des Sheng-Zyklus. Sobald eine Farbe den IM zum Abschalten bringt, machen Sie zuerst die unten beschriebene Korrektur, bevor Sie eine weitere Farbe testen.
- Testen Sie dann die Farben in der Reihenfolge des Ko-Zyklus durch.

Korrektur bei abgeschaltetem Muskel

Führt eine Farbe im Sheng- oder Ko-Zyklus zum Abschalten des IM, gehen Sie folgendermaßen vor:

- Sie halten bei Ihrem Testpartner Stirnbeinhöcker und Hinterkopf (ESR-Position, Seite 75), während dieser die für ihn problematische Farbe ansieht. Ihr Testpartner kann sich währenddessen gedanklich mit der Bedeutung der Farbe beschäftigen (Seite 73). Falls Sie mit Farbkarten arbeiten, könnte Ihr Testpartner zusätzlich in die verschiedenen Augenpositionen gehen (im Uhrzeiger- und gegen den Uhrzeigersinn, liegende Acht sowie hin und her; siehe Seite 39 ff.), während weiterhin die ESR-Position gehalten wird und er auf die betreffende Farbe schaut.
- Testen Sie dann den IM erneut, während Ihr Partner auf die kritische Farbe blickt. Bleibt der Muskel jetzt stark, machen Sie mit der nächsten Farbe im Zyklus weiter. Schaltet er ab, wiederholen Sie diese Korrektur.
- Sollte der IM bei einer der Farben im Sheng- oder Ko-Zyklus abgeschaltet haben, testen Sie nach der Korrektur den ganzen Zyklus nochmals von vorn durch.

Wenn Sie die Farbenbalance mit dem Muskeltest kombinieren, können Sie austesten, welche Farbe bei Ihnen im Moment Stress auslöst.

Zum Nachschlagen

Empfehlenswerte Übungen für bestimmte Lebenssituationen

Diese Übersicht kann Ihnen dabei helfen, die im Moment für Sie geeignete Übung schneller zu finden. Selbstverständlich können Sie jederzeit *alle* hier aufgeführten Übungen machen, wenn Sie das Bedürfnis haben.

	Übung	Seite
	Nagelmassage	60
	Neurolymphatische Punkte massieren	98
	Neurovaskuläre Punkte berühren	101
	Schulstress loslassen (ESR)	90
	Schutzschild aufbauen	63
	Tageszeitbalance	43
	Tiger-Übung	95
	Überkreuzbewegungen	65
	Überkreuzbewegungen passiv	87
Kinder ohne die Eltern	Alles anschalten	36
	Augen einschalten	39
	Bauchschmerzen lindern	86
	Farbenbalance	72
	Gorilla-Übung	93
	Leichter ans Ziel kommen	79
	Liegende Acht passiv	87
	Meridiandusche	58
	Meridianmassage	49
	Nagelmassage	60
	Neurovaskuläre Punkte berühren	101
	Schulstress loslassen (ESR)	90
	Schutzschild aufbauen	63
	Tageszeitbalance	43
	Tiger-Übung	95
	Überkreuzbewegungen	65
Schwangere	Alles anschalten	36
	Ängste abbauen mit ESR	83
	Bach-Blüten austesten	146
	Cook-Übung (eventuell im Liegen)	69
	ESR zur Geburtsvorbereitung	83

	Übung	Seite
	Farbenbalance	72
	Kiefergelenkentspannung	110
	Leichter ans Ziel kommen	79
	Meridiandusche	58
	Meridianmassage	49
	Muskelverspannungen auflösen	111
	Nagelmassage	60
	Neurolymphatische Punkte massieren	98
	Neurovaskuläre Punkte berühren	101
	Tageszeitbalance	43
	Überkreuzbewegungen	65
Ältere Menschen	Alles anschalten	36
	Augen einschalten	39
	Bach-Blüten austesten	146
	Cook-Übung (eventuell im Liegen)	69
	ESR-Übung	75
	Farbenbalance	72
	Kiefergelenkentspannung	110
	Meridiandusche	58
	Meridianmassage	49
	Muskelverspannungen auflösen	111
	Nagelmassage	60
	Neurolymphatische Punkte massieren	98
	Neurovaskuläre Punkte berühren	101
	Ohren ausstreichen	41
	Tageszeitbalance	43

Die Kinesiologie hat immer den ganzen Menschen im Auge. Sie orientiert sich nicht in erster Linie an Krankheitssymptomen, sondern versucht, den Menschen als Einheit von Körper, Seele und Geist ins Gleichgewicht zu bringen. Ist die Balance innerhalb der Triade der Gesundheit wiederhergestellt, besteht die Chance, dass sich die Beschwerden verlieren.

Bücher, die weiterhelfen

Dahlke, R.: *Krankheit als Sprache der Seele*, München: Goldmann, 2008

Dennison, P.E.: *Befreite Bahnen*, Kirchzarten: VAK, 1984

Dennison, P.E. und G.E.: *Brain-Gym® – Das Handbuch*, Kirchzarten: VAK, 2010

Hay, L.: *Heile deinen Körper*, Freiburg: Lüchow, 1984

Keding, Chr.: *Der Muskeltest – Was er wirklich kann*, Kirchzarten: VAK, 2013

Koneberg, L., und Förder, G.: *Kinesiologie für Kinder*, München: Gräfe und Unzer, 1996

La Tourelle, M., und Courtenay, A.: *Was ist Angewandte Kinesiologie?*, Kirchzarten: VAK, 1995

Meixner, S., und Tumpold E.: Praxis-Arbeitsmappe »*Kinder aufs Lernen vorbereiten im Kindergarten*«, Wien/Stuttgart/Kiel: Neuer Breitschopf Verl., 1994; vormals Wien: htp-Verlag (Enthält die Übungen »Tiger« und »Gorilla«, die mit freundlicher Genehmigung des htp-Verlags daraus entnommen wurden.)

Reichl, A.: *5-Elemente-Farbkarten* zur Übung Farbenbalance, Neumarkt: Aunda-Verlag, erhältlich auch bei VAK, Kirchzarten

Scheffer, M.: *Die original Bach-Blütentherapie*, München: Irisiana, 2013

Schmidt, S.: *Bach-Blüten für Kinder*, München: Gräfe und Unzer, 1994

Sonderegger, R.: *IK-Farbenbalance- Poster* DIN A 4 oder Großformat, laminiert; zu beziehen über IKAMED (siehe »Adressen, die weiterhelfen«)

Stokes, G., und Whiteside, D.: *One Brain – Leichter lernen durch Gehirnintegration*, (*Three in One Concepts* Workshop-Buch), Kirchzarten: VAK, 1997

Stokes, G., und Whiteside, D.: *Tools of the Trade* (*Three in One Concepts* Workshop-Buch), Kirchzarten: VAK, 1992

Stokes, G.: *Ohne Stress kann Lernen leicht sein,* Kirchzarten: VAK, 2004

Thie, J.F., und Thie, M.: *Touch for Health – Das umfassende Standardwerk für die Praxis*, Kirchzarten: VAK, 2006

Wagner, F.: *Akupressur*, München: Gräfe und Unzer, 2012

Wühr, E.: *Gesund durch chinesische Heilkunst*, München: Gräfe und Unzer, 1996

Adressen, die weiterhelfen

Chiron – Arbeitskreis für Gesunderhaltung
Gabriele Neuenfeld, Christa Beutel
Sonnenstr. 71
D-72760 Reutlingen
Tel./Fax: (0049) (0)7121 - 33 99 88
E-Mail: gabi.neuenfeld@ak-chiron.de
www.ak-chiron.de

DGAK Deutsche Gesellschaft für Angewandte Kinesiologie e.V.
(Berufsverband der professionell arbeitenden Kinesiologen)
Am Fischerrain 1
D-79199 Kirchzarten
Tel.: (0049) (0)7661 - 98 07 56
E-Mail: info@dgak.de
www.dgak.de

IAK GmbH – Forum International
Eschbachstr. 5
D-79199 Kirchzarten
Tel.: (0049) (0)7661 - 98 71-0
E-Mail: info@iak-freiburg.de
www.iak-freiburg.de

IKAMED Institute AG
Limmatquai 112
CH-8001 Zürich
Tel.: (0041) (0)44 - 447 45 15
E-Mail: info@ikamed.ch
www.ikamed.ch

Stichwortverzeichnis

Über die Autorinnen

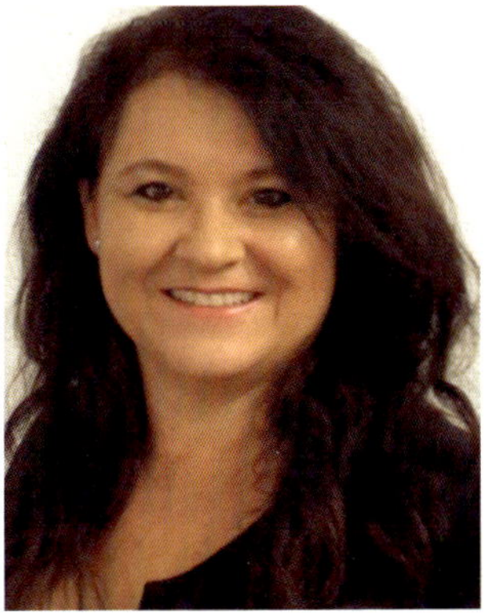

Gabriele Neuenfeld ist Heilpraktikerin und arbeitet seit 1994 in eigener Praxis mit dem Schwerpunkt Kinesiologie. Vielerlei Zusatzausbildungen im Bereich der Kinesiologie und darüber hinaus (zum Beispiel Autogenes Training, Dorn-Methode, Gewaltfreie/Empathische Kommunikation) ermöglichen ihr in der Praxis ein breites Angebot praktischer Hilfen.

Sie ist Instruktorin für *Touch for Health*, *Brain-Gym®* und *Neuropressur* und absolvierte auch eine Ausbildung als *Three In One Facilitator*. Als Mitbegründerin des *Arbeitskreises für Gesunderhaltung* in Reutlingen hält und organisiert sie seit 1990 Kurse für Privatpersonen und Therapeuten.

Durch ihre Tätigkeit als Heilpraktikerin und Kursleiterin sowie ihre Erfahrungen als Mutter und als Repräsentantin der DGAK bei Messen konnte sie vielfach erleben, an welchen Punkten Menschen heute im Alltag gesundheitliche Unterstützung benötigen. Aus diesen Erfahrungen entstand das vorliegende Buch.

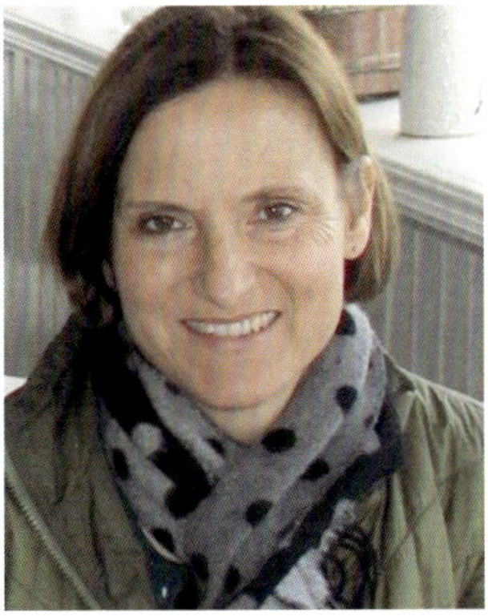

Gabriele Förder absolvierte nach dem Studium der Germanistik und Politikwissenschaften an der Universität Tübingen ein Zeitungsvolontariat. Zunächst in der Zeitungsredaktion, später dann viele Jahre selbstständig, arbeitete sie als Redakteurin im Bereich Wissenschafts- und Medizinjournalismus. Im Rahmen der Berichterstattung über alternative Medizin entdeckte sie die Kinesiologie. In Zusammenarbeit mit professionellen Kinesiologieanwendern verfasste sie als Koautorin bereits die Bücher *Kinesiologie – Aus dem Stress in die Balance* und *Kinesiologie für Kinder*.

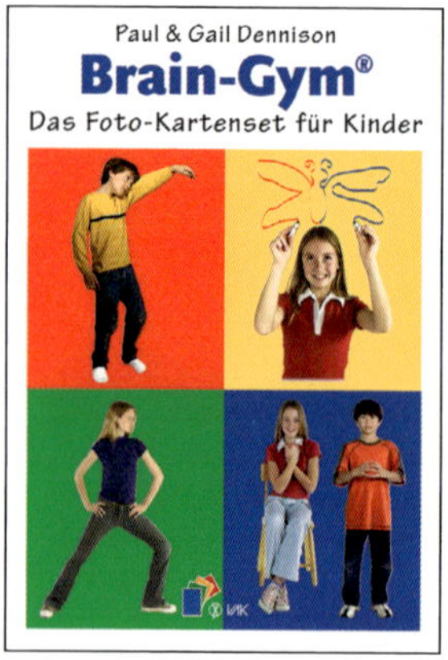

Paul & Gail Dennison:

Brain-Gym® – Das Foto-Kartenset für Kinder

Professionelle Fotos zeigen, wie die Brain-Gym-Übungen genau auszuführen sind. Der spielerische Umgang mit den Karten fördert den Spaß am Lernen – Kinder und Jugendliche werden zu Eigeninitiative angeregt. Geeignet für Schulklassen, Lerngruppen und für zu Hause. Vorteile dieses Kartensets: Die Kinder können die Karten bei sich tragen, je nach Bedarf Übungen gezielt auswählen und sie in vielerlei Situationen selbstständig anwenden. Geeignet für alle Schulstufen.

32 vierfarbige Karten + Begleitheft mit einführenden Informationen und Übungsanleitungen in einer Stülpschachtel (11,5 x 16 x 3,5 cm) ISBN 978-3-86731-121-2

John und Matthew Thie:

TOUCH FOR HEALTH in Aktion

Grundtechniken und neue Dimensionen

Leseprobe unter: www.vakverlag.de

Über 30 Jahre ist die TOUCH FOR HEALTH-Methode im deutschen Sprachraum nun schon bekannt, seit dem Erscheinen von Dr. John F. Thies bahnbrechendem Handbuch *Gesund durch Berühren*. Hier gibt er eine kompakte Zusammenfassung, in die seine Erfahrungen mit TOUCH FOR HEALTH eingeflossen sind und die auch die neuen Entwicklungen enthält.

208 Seiten, durchgehend vierfarbig, 25 Abbildungen, Paperback (15 x 21,5 cm) ISBN 978-3-86731-109-0

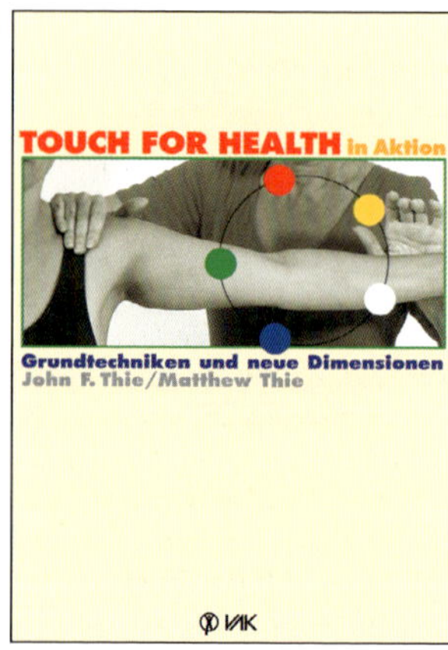

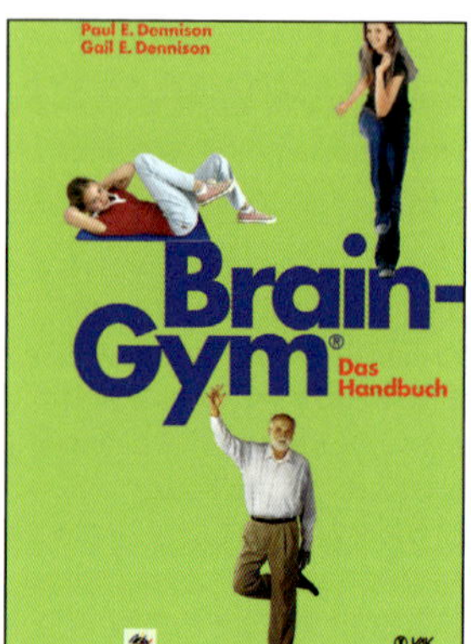

Paul E. Dennison, Gail E. Dennison:

Brain-Gym® – Das Handbuch

Leseprobe unter: www.vakverlag.de

Dieses neu konzipierte und erheblich erweiterte Handbuch löst das bewährte Brain-Gym®-Lehrerhandbuch ab. Nach wie vor bilden detaillierte Anleitungen und Tipps zum Übungsablauf den Mittelpunkt des Buches. Zusätzlich gibt es eine Reihe nützlicher Neuerungen, wie erheblich erweiterte Hintergrundinformationen, detaillierte Übersichten über die geförderten Gehirn- und Körperfunktionen, Vorschläge für Spiele, Geschichten und Musik u.v.a.m.

192 Seiten, vierfarbig, Paperback (21 x 29,7 cm)
ISBN 978-3-86731-071-0

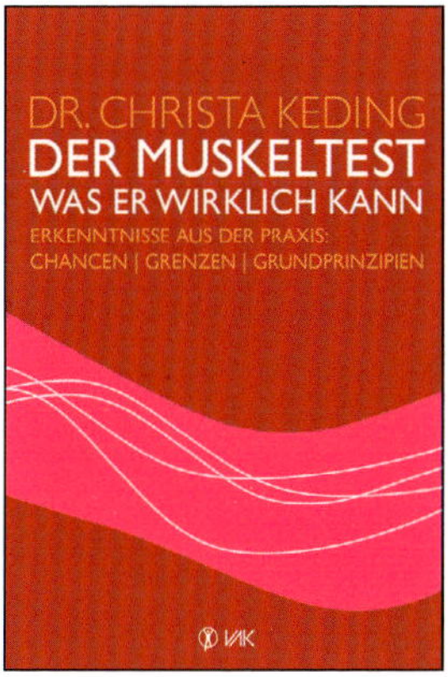

Dr. Christa Keding:

Der Muskeltest – Was er wirklich kann

Erkenntnisse aus der Praxis: Chancen, Grenzen, Grundprinzipien

Leseprobe unter: www.vakverlag.de

Die erfahrene Ärztin erläutert in diesem Buch den methodischen Hintergrund für den Muskeltest, beleuchtet Unsicherheiten in der Anwendung und arbeitet die Kritikpunkte von Skeptikern sachlich auf. Ihre differenzierte und reflektierte Darstellung seiner Grundprinzipien, Einsatzmöglichkeiten und Grenzen liefert die professionelle Grundlage für seine breite Einführung in die therapeutische Praxis.

272 Seiten, 4 Abbildungen, Paperback (15 x 21,5 cm)
ISBN 978-3-86731-133-5

Susanne Marx:

Klopfen befreit

EFT klar und verständlich

Leseprobe: www.vakverlag.de

Die besondere Stärke dieses Einsteigerbuches in die EFT-Methode (Emotionale Freiheitstechnik) liegt in der klaren und verständlichen Aufbereitung der effektiven Selbsthilfemethode. Anschauliche Diagramme und Abbildungen weisen die Leser in die hochwirksame Technik ein. Mit Fallbeispielen, Erfahrungsberichten und häufig gestellten Fragen sowie einem Extra-Kapitel für Anwender, die Varianten und Erweiterungen der Grundtechnik kennenlernen möchten.
EFT lernen – leichter geht's nicht!

152 Seiten, 69 Abbildungen, Paperback (17 x 21,5 cm)
ISBN 978-3-935767-75-0

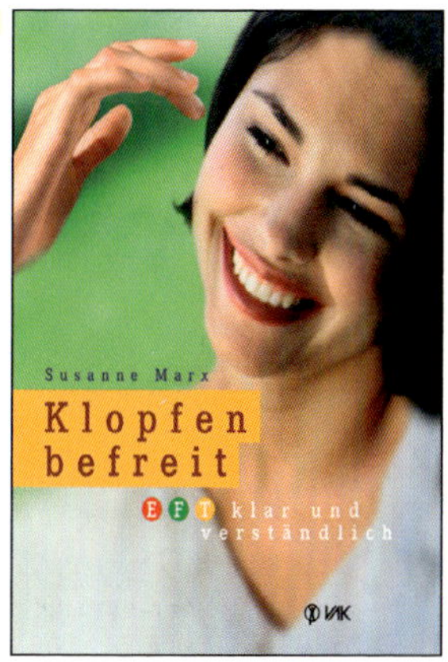

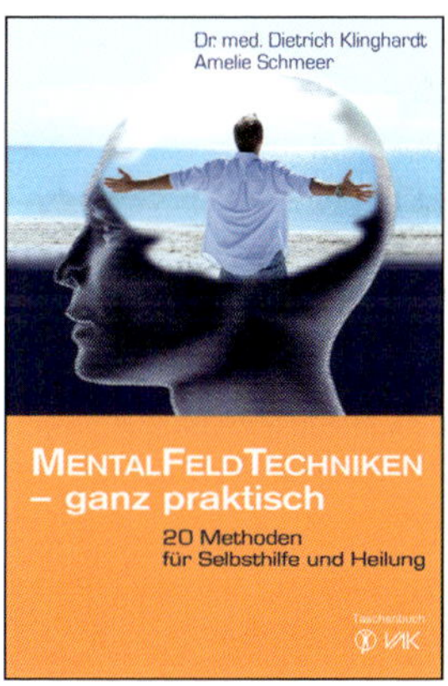

Dr. med. Dietrich Klinghardt, Amelie Schmeer:

MentalFeldTechniken – ganz praktisch

20 Methoden für Selbsthilfe und Heilung

Leseprobe unter: www.vakverlag.de

Jeder hat sie schon erlebt: Konfliktsituationen, verletzende Äußerungen, Beziehungskrisen, Erschöpfungszustände, Ängste … bei sich oder bei anderen. In diesem Buch werden ausgewählte Selbsthilfetechniken mit der bewährten Klopfakupressur kombiniert. Diese Kombination potenziert die Wirkung: Die heilenden Kräfte werden intensiviert und damit noch tiefgreifender und rascher wirksam. Die hier vorgestellten Techniken sind leicht anwendbar und sofort nutzbar.

256 Seiten, 20 Abbildungen, Paperback (13 x 20,5 cm),
ISBN 978-3-86731-074-1